COSAS QUE EL ABUELO HACÍA EN SECRETO PARA MEJORAR SU SALUD

Tomo I y II

'Tips' de salud natural, dieta y bienestar

(Double Pack)

DINO ALREICH

Título original: Cosas que el abuelo hacia en secreto para mejorar su salud

Editor: Dino Alreich

Sobre el autor

Dino Alreich ha publicado anteriormente las novelas: *"El resurgir de la esvástica"* (Ed. Nowevolution 2010 / Forsa Editores 2011), *"Nazis: Más allá del 2012"* (Ed. Corona Borealis 2011), *"Mayas: el ciclo desconocido"* (Ed. Corona Borealis 2012), *"Por amor al llamado"* (2013), y *"El ángel, la luna y la paloma"* (2013); donde sigue la misma temática sobre conciencia en los problemas del mundo actual. También ha publicado los siguientes ensayos: *"Lluvia de amor para el alma sedienta"*, *"Después de deshecha mi piel: Lágrimas de una guerra espiritual"*, *"Edificando mi casa sobre la roca"*, *"El misterio del reino de los cielos revelado (Tomo I y II)*, *"Conspiración Watchtower"*, *"Secretos y confesiones (Tomo I, II, III)"*, y *"Yo vi a Dios escribir en el cielo un enigma sobre Apocalipsis"* (2013).

Prólogo

Querido Amigo y lector:

El libro que está a punto de leer presenta una gran oportunidad y alternativa para toda aquella persona que desee mejorar su estilo de vida y desea añadirse años en esta tierra. El libro surge como resultado de una inquietud personal de ir recopilando información sobre todas aquellas bendiciones dadas por el Creador en la naturaleza y que tienen como propósito sanar, restaurar y rejuvenecer al hombre. Creemos que el Creador ha puesto en la naturaleza todas aquellas cosas necesarias para llevar una vida plena y saludable. Cada una de estas son un don de Dios para los hombres con el propósito que vivan la vida a plenitud lejos de enfermedades, condiciones crónicas y todo aquello que representa obstáculos potenciales para el desarrollo del individuo. Muchos de estos conocimientos nos han llegado de boca en boca, de generación a generación por parte de nuestros abuelos y gente que se preocupaba por el bienestar. *'Cosas que el abuelo hacía en secreto para mejorar su salud'* es un homenaje a todos esos abuelos y abuelas quienes nos transmitieron una guía básica sobre el uso de plantas medicinales para tratar diversidad de condiciones. A esos abuelos que siempre tenían el buen consejo de un guarapo de hojas para ayudarnos a sanar de alguna enfermedad. Es un honor el poder presentar este sencillo primer tomo de algunos de esos "tips" que tanto bien nos han hecho para ayudarnos a recobrar la salud y el bienestar. Este libro es una ofrenda de amor que debemos compartir con todos nuestros seres queridos, ya que al hacerlo compartiremos salud y una mejor calidad de vida. ¡Que Dios bendiga a todos los lectores!

Dedicatoria

Dedico este libro a todo aquel que busca la manera de tener una vida de calidad. A todos aquellos que están dispuestos a modificar su estilo de vida con tal de alcanzar la salud plena. A todos, salud.

Agradecimientos

Agradezco primero a Dios por su ayuda e inspiración. Agradezco a mi familia por permitirme el tiempo para poder escribir estas letras. Gracias.

Índice

Primera parte (Tomo I)

Capítulo 11 La figura del padre en la familia.177

Primera parte (Tomo I)

El propósito de este libro

Este *primer tomo* tiene como propósito ayudar al lector a conseguir la salud integral. Sabemos que el ser humano es un ser tripartito en: espíritu, alma y cuerpo; de esta forma se muestra en la Sagrada Biblia. Cada una de las áreas del hombre necesita su respectiva atención y cuidado si es que deseamos vivir bien la vida. Este libro no pretende ser una Biblia del conocimiento en salud natural, es simplemente unas notas de aquellas cosas que nuestros abuelos quisieron comentarnos para edificar de alguna manera nuestra vida, fuera en aspectos físicos o emocionales. Esto es un primer tomo, es decir, hay muchas puertas todavía abiertas que se podrán escribir posteriormente para tratar de resumir lo que representa el mundo de la salud y el bienestar natural. Desde la letra "A" hasta la "Z" hay mucho que escribir, hay miles de plantas que estudiar y compartir, hay cientos de frutas que probar y redescubrir ese mundo que Dios nos ha regalado para nuestro desarrollo. Tenemos frente a nosotros una gran aventura, un nuevo reto; se trata de ir contra la corriente del mundo. La corriente del mundo nos invita a ir en desenfreno a comer cosas nocivas como la comida chatarra, altas en grasas, y llenas de toda clase de cosas que desembocan en complicaciones de salud. La vida agitada nos envuelve en estrés y en situaciones que tienden a bajar nuestro sistema inmune. Es necesario que nos detengamos a reflexionar sobre nuestros caminos, nos paremos y analicemos que es lo que estamos consumiendo y como afecta nuestro cuerpo. En estas simples notas, comenzamos a redescubrir el mundo de la salud, no por medio de fármacos ni medicamentos creados por el hombre. Nos enfocamos en plantas, frutas y regalos que Dios nos ha hecho en la naturaleza. Espero que este primer tomo cumpla su objetivo de orientar nuestra dieta hacia cosas positivas y juntos podamos adentrarnos en un futuro en la creación de un segundo tomo que abarque otras alternativas que realmente funcionan y nos hacen bien. Con este primer tomo, bríndale salud a un amigo compartiendo esta información o regalando este libro. Es la mejor manera de hacer el bien a otros.

"Confesaos vuestras ofensas unos a otros, y orad unos por otros, para que seáis sanados. La oración eficaz del justo puede mucho." —Santiago 5:16

Capítulo 1

El secreto de la oración, la fe y la espiritualidad

El abuelo, un hombre que en su rostro dejaba notar una vida llena de vivencias y enseñanzas, siempre tenía en su boca buenos consejos que me resultaba una escuela para mi vida. Le pregunte un día.

—Abuelo, ¿Cómo es que has logrado vivir tantos años sobre esta tierra?

—Hijito, ¿quieres que te cuente la manera como Dios me ha bendecido tanto? —me contestó.

—Quiero que me digas esos secretos que hacen que un hombre viva mucho sobre la tierra, pero que viva la vida en salud, así como tú lo has hecho. —le respondí.

—Si lo que quieres es vivir a plenitud, comienza cada día dándole gracias al Creador y reconociendo su señorío en todos tus caminos. —me contesto con una mirada profunda.

Las palabras que me dijo el abuelo se me grabaron en el interior. Cada día descubro que tenía la razón. Aceptémoslo o no, el hombre no vino al mundo por obra y creación de otros hombres; todo lo que somos y lo que tenemos se lo debemos a un Dios Creador. La vida nos habla de propósito y orden, donde Dios mismo toma parte en todos los asuntos del hombre. El aire que respiramos, el agua que bebemos, los recursos que tenemos en la tierra es obra de un ser inteligente y no producto de la casualidad ni del azar. El hombre, mucho más que un punado de células inteligentes, es un ser que contiene un espíritu dentro que le da la vida, espíritu que proviene del aliento de Dios. Existe una manera que Dios ha escogido para que el hombre pueda acercarse a Dios y es por medio de la fe. Dios espera que el hombre le conozca por medio de las cosas hechas. Que nuestros pensamientos descubran que Dios ha pensado en nosotros, incluso mucho antes que nosotros mismos. Hay un camino de sanidad que brota de la fuente de Dios y se puede alcanzar por fe. Existen hombres en la sociedad que prefieren el alejamiento de la fe y de Dios, sin embargo, los resultados en sus vidas son nocivos y no saludables. Cada vez la ciencia moderna va confirmando que la gente más saludable es aquella que posee esperanza en un ser superior y supremo.

Según una noticia publicada por el periódico digital que lleva por nombre *El Clarín*, se hizo referencia a un estudio científico realizado en los Estados Unidos donde observaron las tendencias sobre 5,300 personas. Al observar a estas personas llegaron a las conclusiones de que la religión y la fe pueden resultar muy positivas al ser humano al servir como reductores del estrés, hipertensión y otras condiciones. Citamos el artículo:

"El estudio incluyó a más de 5.300 personas de raza negra en EE.UU., y fue realizado por expertos del Centro Médico de la Universidad de Misisipi, en Jackson. "Nuestras conclusiones –dijo Sharon Wyatt, miembro del equipo de investigadores– muestran que la integración de la religión y la espiritualidad pueden proteger a los individuos expuestos al estrés". Y eso puede demorar la hipertensión, que es "un factor en el desarrollo de los males cardiovasculares entre los afroamericanos", indicó."

"Las disparidades cardiovasculares entre los afroamericanos están ampliamente reconocidas", agregó Wyatt en la reunión de la Sociedad Estadounidense de Hipertensión, en Nueva York, donde fue presentado el trabajo. Estas nuevas conclusiones son contrarias a las que una vez habían presentado un artículo de la "American Heart Journal" donde afirmaban que no había una relación de mejoría en la salud por medio de la espiritualidad. Pero ahora, el cuadro es diferente. El Centro Nacional de Medicina Complementaria y Alternativa de EE.UU. indicó en un comunicado que

"algunas investigaciones anteriores han sugerido que la religión y la espiritualidad pueden tener un efecto protector de la salud en el resultado de las enfermedades".

Esta noticia nos muestra como lo que para unos es ajeno y extraño, para otros es el redescubrir de la salud por medio de la fe.

"Honra a tu padre y a tu madre; y,

Amarás a tu prójimo como a ti mismo. "

—Mateo 19:19

Capítulo 2

El poder del amor

Era una mañana templada cuando noté que el abuelo se encontraba sentado con un libro en la mano. Escudriñaba una vieja Biblia como tenía por costumbre. Sin querer interrumpir su tiempo devocional me le acerqué y le pedí la bendición. Sin reparo alguno me echo la bendición como tenia de costumbre. Me miró conociendo de antemano que le iba a preguntar algo como todas las mañana.

—Abuelo, de esta larga vida que Dios te ha dado, ¿cuál consideras es la sazón de la vida?

El abuelo me miró y se sonrió.

—Hijito, la sazón de la vida es el amor. —me contestó regalándome una Biblia.

Tome la Biblia y cada día me dispuse a escudriñarla. Nuevamente descubrí que el abuelo tenía la razón.

El Creador nos ha brindado un corazón y la capacidad sobrenatural de amar. Todo lo que Dios hace lo hace bueno, por ende, no nos debe sorprender que cuando amamos estamos beneficiando tanto al prójimo como a nuestro propio ser. Es una interacción increíble que se comporta como una ley de Dios. A la misma vez, se dibuja una sonrisa en el rostro de Dios. Dice la Sagrada Biblia:

"Porque: el que quiere amar la vida y ver días buenos, refrene su lengua de mal, y sus labios no hablen engaño" (I Pedro 3:10)

Estudios contemporáneos demuestran que cuando una persona pone en acción el verbo amar, suceden cosas asombrosas dentro de nuestro cuerpo que mejoran grandemente nuestra salud. Investigaciones recientes han observado como una hormona llamada *oxitocina* afecta de forma positiva nuestra salud. La *oxitocina* es una hormona producida por la glándula pituitaria y su milagro consiste en ser producida cuando hay muestras de afecto como caricias, abrazos u otras muestras de amor. Por ejemplo, la *oxitocina* como "hormona del amor" está presente cuando una mujer está embarazada o lactando. Cuando el cuerpo humano produce dicha hormona sucede una reacción sanadora en nuestro cuerpo. Los niveles de las hormonas del estrés se reducen cuando hay buenos niveles de *oxitocinas* y la presión arterial baja y nuestro cuerpo se relaja. ¿Qué sucede cuando una persona expresa cariño? Cuando expresamos amor y cariño ocurre un milagro sanador sobre nuestro cuerpo. Por más insignificante que parezca una muestra de cariño, incluso sobre nuestras mascotas, nuestro cuerpo recibe esa interacción positiva y se regenera todo aquello que se encuentra afectado y se torna en salud. Esto demuestra que una expresión interna positiva le hace muy bien al cuerpo. Jesús dijo:

"Pero lo que sale de la boca, del corazón sale; y esto contamina al hombre." (Mateo 15:18-19)

Existe un misterio y es que aquello que se tiene en el interior del corazón es lo que verdaderamente afecta al hombre. Si tenemos amor, tenemos un poder sanador en nuestro interior. Si tenemos odio, tenemos un asesino que nos va destruyendo como un terrible cáncer que afecta el alma humana. Estamos hablando en términos espirituales. Estudios modernos demuestran que las personas casadas que llevan buenas relaciones de amor y amistad tienden a vivir más años. Esto nos hace saber que hemos sido creados para vivir en paz y en armonía con nuestros semejantes.

El ser humano ha sido creado con la capacidad de contagiar a otros de diferentes maneras. Podemos infundir alegría, y podemos infundir tristeza. Infundamos cosas positivas en el ambiente. Personas que han caído presos de los vicios de las drogas y recurren a los lugares de rehabilitación obtienen mejores resultados en su recuperación cuando son asistidos por grupos de apoyo. Cuando la soledad de un hombre se enfrenta a otros seres humanos que brindan calor y amistad, inmediatamente ocurre un efecto sanador. Es por esto que si una persona desea tener buena salud es necesario rodearnos de buenas amistades. Incluso se recomienda que tengamos mascotas con las cuales podamos hacer amistad o mostrar cariño.

El afán de la vida a veces aleja a los seres humanos de poder detenerse un momento y poder expresar muestras de cariño, sin embargo, cuando hacemos esto o damos abrazos, besos y muestras de afecto, esto resultará en salud. Durante el tiempo de nuestra vida se nos enseña a muchas cosas, pero pocas veces se nos enseña a tener tranquilidad y sosiego. Se nos olvida enseñarles a nuestros hijos el respirar en armonía. Como resultado tenemos un mundo lleno de estrés y afán que causa enfermedad. La falta de tranquilidad y armonía hace que millares de gente vean a las religiones orientales como algo atractivo porque allí se practica el yoga y técnicas de meditación profunda que introducen a los hombres a estar quietos y en reposo. No es bueno el que los hombres dejen sus mentes en blanco o en una manera tan pasiva, porque cuando abandonamos nuestra base de control mental vienen a ser otros los que nos controlan. Lo que sí es necesario es un balance en la vida. No necesitamos convertirnos en monjes budistas para conseguir la paz interior, ni tampoco practicar religiones desconocidas, lo que necesitamos es detenernos en el afán de la vida y respirar en paz, establecer nuestras prioridades, amar al prójimo y procurar hacerles bien y llevarles felicidad. Si esto hacemos, esta interacción irá sanando en todas direcciones.

El amor alegra la vida y reduce el estrés

El estrés puede ser mortal para nuestro cuerpo. Nuestra circulación se sale de su control y nuestro corazón se agita de forma inapropiada. En medio de la vida tenemos asegurado que en algún momento tendremos que enfrentarnos cara a cara con situaciones estresantes. Una vida sin estrés no es vida, en cambio, si tenemos las herramientas necesarias, podremos hacerle frente y controlarlo sin que afecte de forma negativa nuestra vida y la de nuestros semejantes. ¿Cuándo surge el estrés? El estrés es alguna clase de situación que aparece de repente y viene a poner a prueba nuestra paciencia. Sin embargo, también requiere que esté presente el amor, la tolerancia, la templanza, el gozo, la paz, la benignidad, la mansedumbre, e incluso la fe. Una fe bien enfocada y clara puede conducir al hombre a reducir el estrés por el hecho que sus preocupaciones las deposita en las manos de Dios. Dice el consejo bíblico:

"Porque el ocuparse de la carne es muerte, pero el ocuparse del Espíritu es vida y paz." (Romanos 8:6)

El Creador nos dice que ir en la dirección correcta en el plano espiritual tendrá como resultado la paz que el hombre necesita. Por ende, las herramientas que el hombre necesita para poder ir adelante en la vida están estrechamente relacionadas con el fruto del Espíritu. Si estamos llenos de la presencia y compañía de Dios, superaremos los obstáculos diarios, sin embargo, si estamos lejos de su presencia, nos hundiremos en los problemas más simples de la vida. Algunas situaciones a superar pueden ser cosas tales como: mantener la calma ante una crisis matrimonial, un desempleo que nos toma por sorpresa, una gran demora en el tráfico de automóviles cuando más prisa tenemos, la inquietud de nuestros pequeños hijos en el momento que más descanso necesitamos, un aumento repentino de trabajo cuando realmente lo que necesitamos es un descanso inmediato, y así toda clase de situaciones diversas que se presentan como un camino cuesta arriba y nos reta a transitarlo sin alterarnos de alguna manera. Dios pone a nuestra disposición las herramientas que necesitamos para ir adelante. (Sobre el tema del amor y del corazón humano, puede ver un estudio más completo y detallado en mi libro titulado: *Lluvia de amor para el alma sedienta*', esto es solo un fragmento del mismo).

*"Las comidas largas
crean vidas cortas."*
—François Rabelais

Capítulo 3

La necesidad de comer saludable

Una de las cosas que más me sorprendían de la existencia del abuelo era como había logrado pasar de los cien años lleno de fuerza y vigor. Dice la Biblia que la edad promedio de los hombres son ochenta años (Salmo 90:10) ¿Qué hace de algunos hombres y mujeres, gente de hierro que pasan de los cien años? Estos traspasan la carrera de la vida en primer lugar y rompen todos los records de la existencia. Son considerados vencedores. En la vida del abuelo, a veces no hacían falta palabras, solo bastaba observar sus buenas costumbres de alimentación. Aprender a comer bien es una disciplina a la cual debemos moldear nuestro vivir.

Si tu meta es la salud debes comenzar a eliminar de tu dieta ciertos alimentos que traen consecuencias negativas a tu cuerpo. Algunos de ellos son:

Las carnes rojas grasas, huevos, manteca de cerdo, harinas, chocolates y caramelos, pan, frituras, refrescos, alcohol, carne de cerdo, pastas, postres, pizzas, quesos, leche con grasa, arroz, dulces, donas, pollo frito, cereales azucarados, carnes procesadas, café. Evita la comida chatarra de los "*fast foods*".

Muchos de estas comidas aumentan el azúcar y el colesterol ocasionando serios problemas de salud.

Hay que beber al menos 3 litros de agua al día. Come hasta seis veces al día, pero alimentos livianos y sin muchas calorías.

No te olvides de caminar al menos 3 veces a la semana, tan solo media hora.

Si comes sano, tendrás una vida sana. Come sano, evita el estrés, y aliméntate con frutas y verduras saludables.

La pirámide alimentaria

El Departamento de Agricultura creó en el año 1810 lo que sería una guía para la dieta de las personas. Una guía de alimentos que uno debe consumir diariamente si desea una dieta balanceada y nutritiva. La dieta propuesta consta de:

- Cereales
- Verduras, hortalizas
- Frutas
- Leche
- Carnes, pescado, legumbres, huevos
- Azúcares y grasas

Debemos notar que gran parte de las personas que más viven sobre la tierra son los que han tomado en serio la alimentación comiendo viandas y alimentos saludables. Entonces, la longevidad no debe ser un asunto de un grupo reducido de personas sino una meta de todos nosotros.

"Abreviar la cena: prolonga la vida"
—Benjamín Franklin

Capítulo 4

"Tips" para bajar de peso

El mudo testimonio de la longevidad del abuelo hablaba de una vida moderada. Una disciplina en la boca, no solo para hablar lo correcto sino también para comer lo correcto y en cantidades solamente necesarias. Así pudo romper el límite promedio entre la gente. Él me demostró lo importante que es comer saludable y lo indispensable que es una buena salud. Estos son algunos "tips" para todos aquellos que quieren controlar su peso:

• Ser consistente

• Reducción de grasas en las comidas

• Comer más proteínas y menos carbohidratos

• Consumir menos calorías de las que se gastan

• Comer pocas porciones

• Evitar el azúcar y harinas refinadas

• Comer cosas como: frutas, verduras, leche sin grasa, fibra, granos integrales, pescado

• Lograr una actividad física normal que incluya los buenos cambios. Hacer de la dieta un estilo de vida.

• Realizar una actividad física de movimiento por lo menos tres veces a la semana, al menos media hora.

• Evitar las papas fritas, pastas, arroz, bebidas gaseosas, bebidas con azúcar

• Corra bicicleta o camine a menudo

• Monitoree su peso constantemente y piense en aquellos alimentos que no le ayudan, así podrá eliminarlos de su dieta.

• Mantenga el estilo de vida saludable y las libras se irán solas.

- Piense siempre positivo

Cabe preguntarnos, ¿es demasiado difícil este camino para ser transitado? Si otros pueden hacerlo, ¿Por qué no nosotros? El mejor momento para comenzar es hoy.

"Que la comida sea tu alimento
y el alimento tu medicina."
—Hipócrates

Capítulo 5

Como reducir el colesterol

No debe ser ningún secreto que las personas como mi abuelo, esos que logran vivir mucho es porque lograron de alguna manera cuidar los niveles del colesterol. De esta forma la circulación en su cuerpo fue saludable y eficiente.

Mucho se habla en este tiempo sobre el colesterol y los efectos nocivos que puede tener sobre la salud.

El *colesterol* es un lípido presente en el tejido del cuerpo humano y en la sangre. Se encuentra concentrado en el hígado, el cerebro, el páncreas y la médula espinal. Se trata de una sustancia de aspecto suave y cerosa. Es necesario en nuestro cuerpo para producir membranas celulares y hormonas.

Si el colesterol es tan necesario, ¿por qué es malo?

El problema surge cuando el ser humano sobrepasa los límites necesarios del colesterol. Altos niveles de colesterol se pueden acumular en las arterias bloqueando el paso de la sangre y como consecuencia del bloqueo puede resultar en un mortal infarto o en enfermedades cardiovasculares.

¿Qué debemos evitar para no aumentar el colesterol?

Hay que evitar: el café, el cigarrillo, carnes rojas, huevos (yema), mantequillas, lácteos y embutidos.

¿Qué alimentos son buenos para bajar el colesterol?

Algunos alimentos para bajar el colesterol son frutas y cereales como: manzana, aguacate, guisantes, avena, zanahoria, cebolla, brócoli, lentejas, repollo y verduras.

Hacer ejercicio al menos tres veces a la semana para mantener el flujo sanguíneo y quemar grasas malas.

¿Puede una dieta de zanahoria salvar tu vida?

Personalmente les puedo testificar sobre una manera natural para reducir el colesterol. Sabemos que el colesterol alto puede traer como consecuencia un ataque al corazón al obstruir la corriente o flujo de la sangre en tu cuerpo. Hice una dieta usando zanahorias.

En el primer laboratorio que me hice tenía un resultado de:

CHOLESTEROL: 246.00 cuando lo normal se supone que fuera 200.00

TRIGLYCERIDES: 218.00 cuando lo normal se supone que fuera 150.00

LDL: 169.40 cuando lo normal se supone que fuera 160.00

Lo anterior fueron los resultados iniciales.

Luego de la dieta de zanahorias los resultados al cabo de un mes fueron:

CHOLESTEROL: 209.00

TRIGLYCERIDES: 180.00

LDL: 137.00

¿Funciona la dieta de zanahorias? Creo que sí. Esto nos muestra que la salud está más cerca de lo que pensamos. ¿Qué estamos esperando para comenzar a vivir bien?

"Dios ha hecho los alimentos
y el diablo, la sal y las salsas."
—James Joyce

Capítulo 6

Milagros en la naturaleza

Un buen día no pude resistir la curiosidad de ver con mis ojos los secretos que mi abuelo guardaba en la alacena. Yo sabía que lo que vería sería capaz de transformar mi salud y no solo la mía, sino también del mundo entero. Es por esto que en un momento de dialogo en la cocina con mi abuelo, abrí la puerta y mire. Algunas de las cosas que vi, y la razón por la cual él se mostraba muy fuerte y saludable mucho más que gente mucho más joven que él fueron: açaí, aguacates, ajos, aloe Vera (Sávila), arándalo (Cranberry), avena, batatas, B12, brócolis, calabazas, canela, clavos de olor, equinácea, factores de transferencia, guanábanas, ginseng, goji, granada, maqui Berry, miel, orégano, papas, papayas, toronjas, y zanahorias. En cada una de estas cosas y en algunas otras que no caben en este corto libro, mi abuelo guardaba un secreto, secreto que les compartiré en las próximas páginas.

El Açaí

¿Qué es el Açaí? El Açaí es una palmera que crece en Amazonia, en el norte de Brasil. Su fruta es una bahía púrpura con concentraciones de antocianinas, potentes antioxidantes, más elevados que la que se encuentra en el vino rojo. Es fuente de calcio, hierro, vitaminas B1, B2 y B3, de vitaminas C y E, ORAC, así como de ácidos grasos esenciales y fibra.

¿Porqué tomar del Açaí?

Una amplia oferta de antioxidantes (agentes que combaten el cáncer) está presente en las bayas Açaí. Algunos encuentran que sirve y ayuda para controlar el azúcar en la sangre, prevenir y destruir las enfermedades infecciosas, regular los niveles de colesterol, prevenir el cáncer, regular la glándula prostática, promover un corazón sano, aumentar la energía y resistencia, mejorar las experiencias sexuales, prevenir el envejecimiento, adelgazar gratis y rápido y para la digestión y cuidado de la piel.

El Aguacate

El árbol de aguacate es original de México. Su fruto es conocido por diferentes nombres tales como: aguacate, palta, cura, avocado o abacate. Entre los muchos beneficios que encontramos en el aguacate se encuentran:

- Mejora la actividad sexual

- Contra la disfunción eréctil

- Posee Vitamina E, B1, B2, B3, B6, A, D, y C

- Mejora la fertilidad del hombre

- Ayuda contra enfermedades del corazón

- Baja el colesterol malo

- Protege las arterias

- Funciona como dilatador de vasos sanguíneos

- Sus aceites pueden ser usados para rejuvenecer la piel

- Ayuda a la circulación sanguínea

- Para la belleza de la piel

- Posee Ácido Fólico

- Fuente de Potasio

- Fuente de fibra

- Contra la artritis reumatoide

- Contra la diabetes

- Contra el cáncer del pulmón

- Fuente de calcio

- Fuente de Magnesio

- Fuente de aminoácidos

- Contra enfermedades cancerígenas

- Contra enfermedad del hígado

- Funciona como diurético

- Antirreumático

- Ayuda al sistema digestivo

- Ayuda a la visión y previene cataratas

- Hidratante de la piel

- Fuente de Fósforo

- Posee Riboflavina, Niacina y Biotina

- Ayuda el sistema nervioso

- Posee proteínas

El ajo

El ajo es parte de nuestra alacena y está casi siempre en nuestra cocina pero no todo el mundo conoce de los maravillosos beneficios que posee. Aquí algunos beneficios del Ajo y su importancia en nuestra dieta:

- Contra resfriados

- Contra la fiebre tifoidea

- Poderoso antioxidante

- Contra los radicales libres

- Contra el Acné

- Antibiótico

- Germicida

- Ayuda al sistema digestivo

- Ayuda al funcionamiento del hígado y vesicular

- Contra bacterias intestinales

- Ayuda la circulación cardiaca

- Posee vitamina B y C

- Contiene Calcio, Azufre, Cobre y Potasio

- Fuente de ácido fosfórico

- Contra los triglicéridos altos

- Elimina toxinas

- Contra la artritis

- Funciona como diurético

- Contra los cólicos

- Anti cancerígeno

El Aloe Vera (Sávila)

Algunos lo llaman "hojas de sábila". Mucha gente lo tiene en sus patios y siembras pero no todos conocen la totalidad de sus beneficios para la salud. Y es que ésta excepcionales hojas contienen un "gel" en su interior que poseen infinidad de propiedad muy beneficiosas para tu cuerpo. Aquí te mencionamos algunas de las características más importantes:

• Regenerador de la piel contra quemaduras, "rash", y actúa como cicatrizante.

• Ayuda contra las infecciones, la micosis, picaduras, llagas, soriasis sana tu piel.

• Anti inflamatorio

• Anti microbios y anti bacterial

• Para el bienestar gastro-intestinal

• Hidratante

• Aumenta al sistema inmunológico

• Fortalece el cuero cabelludo

- Broncodilatador (anti asmático)

- Rejuvenecedor de la piel

- Vasoconstrictor (anti – hemorroides)

- Desinfectante

- Estimulante cardiaco

- Analgésico

- Anti acne

- Anti varices

- Anti úlceras

- Reduce azúcar en la sangre

- Reduce colesterol

- Ayuda contra el cáncer

El arándalo (Cranberry)

La Cranberry es muy conocida por sus beneficios para los riñones y la limpieza de nuestro sistema urinario. Sin embargo, contiene muchos otros beneficios tales como:

• Contiene flavonoides que ayudan a la limpieza de las arterias de las grasas

• Evita infecciones en el tracto urinario e inhibe bacterias

• Elimina toxina, ácido úrico y limpia los riñones

• Sirve como antiséptico

• Antibiótico

• Previene el cáncer

• Contiene fibra

• Ayuda al sistema digestivo

• Contra el dolor de garganta

• Contra los resfriados

- Contra la cístisis

- Contra la piedra en los riñones

- Contiene beta caroteno, ácido fólico, vitamina C

- Es fuente de: calcio, cloro, potasio, sodio, fósforo, azufre, magnesio, cobre y zinc

- Contra enfermedades cardiacas.

La avena

Uno de los secretos del abuelo es su apego a la avena en horas de la mañana. Pareciera que no hubiera más desayuno para él, sin embargo sus razones tenia para hacer esto. Esta eran las razones, y es que la avena:

- Contiene fibra

- Posee vitamina B1 y B2, E

- Contiene muchos minerales y vitaminas

- Contiene grasas insaturadas muy necesarias para el cuerpo

- Posee minerales como: Zinc, Fósforo, Hierro, Magnesio

- Aminoácidos esenciales

- Hidratos de Carbono (energía)

- Betaglucanos anti colesterol

- Desintoxicante

- Salud intestinal

-.Contra la diabetes

- Ayuda a perder peso

La batata

Son muchos los que desconocen el valor nutritivo de la batata. Estos son algunos de los beneficios que encontrarás en ella:

● Contiene potasio

● Ayuda contra la hipertensión

● Es fuente de fósforo, calcio, cobre, magnesio y hierro.

● Posee muchas vitaminas como: B1, B2, B3, B4, y vitamina E.

● Posee Vitamina A y C.

● Es fuente de antioxidantes

● Es astringente

● Posee fibras, proteínas, e hidratos de carbono.

● Sirve como energizante

● Ayuda en la digestión

● Ayuda contra la diarrea

- Ayuda a limpiar el sistema

- Ayuda en prevenir enfermedades hepáticas

- Ayuda contra el cáncer de estómago

- Es rejuvenecedor de la piel

- Se afirma que su valor nutritivo es mucho mayor que la papa.

La Vitamina B12

La vitamina B12 (Cobalamina) es importante para el metabolismo dentro del cuerpo.

- Ayuda la función cerebral

- Contra la anemia

- Brinda energía

- Ayuda a la nutrición

- Ayuda a la digestión

- Absorción

- Eliminación

- Respiración

- Circulación

- Regulación de la temperatura

- Para sintetizar hemoglobina

- Sirve para elaborar nuevas células

- Ayuda al sistema nervioso

El Brócoli

El brócoli es otra de las maravillas de la naturaleza que nos ha regalado el Creador. Entre sus beneficios se encuentran:

- Sirve de diurético

- Posee fibra

- Sirve de laxante

- Baja el colesterol

- Ayuda al control de la azúcar

- Protege contra los rayos solares

- Ayuda contra las cataratas

- Previene trastornos cardiovasculares

- Ayuda contra la bacteria Helicobacter Pylori (causa de ulceras y gastritis)

- Protege contra el cáncer de estómago

- Contiene fitonutrientes

- Es fuente de antioxidantes

- Para la salud pulmonar

- Para las mujeres embarazadas previene contra la espina bífida y la anencefalia de los bebes.

- Posee ácido fólico

- Posee vitaminas y minerales

- Anticancerígeno

- Contra la degeneración macular

- Posee vitamina K

La Calabaza

La calabaza tiene un valor nutritivo excepcional.
Entre sus virtudes se encuentran:

- Reduce el azúcar en la sangre

- Sirve de diurético

- Ayuda a prevenir el cáncer

- Ayuda para la función de la próstata

- Ayuda para la visión

- Ayuda para la función cardiovascular

- Sirve de expectorante

- Limpia los pulmones y bronquios

- Rica fuente de antioxidantes

- Eleva el sistema inmune

• Ayuda a limpiar nuestro sistema intestinal

• Contiene Vitaminas A, B, C,

• Contiene minerales como: calcio, zinc, hierro, potasio, cobalto, boro y magnesio

• Ayuda contra la inflamación

• Ayuda contra la fiebre

• Ayuda contra la diarrea

• Ayuda contra parásitos intestinales

• Contra la migraña

• Sirve para reducir de peso

• Contra el dolor de oídos

• Puede ser aplicado sobre las heridas leves.

La Canela

Mucha gente desconoce que la fuente de la salud puede encontrarse en su propia cocina. No muy lejos, puede que tengan algunos condimentos que en realidad son poderosos antioxidantes, pero desconocen su función y beneficios. Este es el caso de la canela así como otros condimentos.

- Reduce los nivela de azúcar en la sangre

- Contra las dislipemias

- Favorece la buena digestión

- Contra malestares intestinales

- Antioxidante poderoso

- Inhibe crecimientos de hongos

- Posee vitamina C

- Contiene B1, hierro, calcio, potasio y fósforo

- Propiedades relajantes

- Antiinflamatorio

- Contra resfriado

- Reduce colesterol

Clavos de olor para tu salud

Los Clavos de Olor tienen propiedades llenas de beneficios para la salud. Estas son algunas:

- Anestésico

- Antibacterial

- Analgésico

- Antiinflamatorio

- Afrodisíaco

- Contra la diabetes

- Posee altos niveles de manganeso

- Vitamina V

- Magnesio

- Vitamina K

- Potasio

- Calcio

- ácidos grasos omega-3

- Reduce el pie de atleta y los hongos en los pies

- Contra la diarrea

- Contra el cólera

- Contra la tuberculosis

- Contra parásitos intestinales

- Contra malaria

- Alivia el dolor de cabeza

- Estimula la circulación

- Contra las náuseas

- Contra los dolores de estómago

- Para el dolor en los dientes y encías

La Equinácea

La equinácea es una hierba. Sus hojas, flores y raíces de las diferentes especies se usan para hacer medicamentos. Entre los beneficios de la equinácea se encuentran:

- Ayuda contra los resfriados y la gripe

- Aumenta el sistema inmunológico

- Antioxidante

- Antiinflamatorio

- Antitérmico

- Combate infecciones

- Contra la influenza

- Contra las infecciones del tracto urinario

- Contra las infecciones de levadura vaginales

- Contra el herpes genital

- Contra las infecciones del torrente sanguíneo (septicemia)

- Contra las enfermedades de las encías

- Contra la tonsilitis

- Contra las infecciones de estreptoccocus

- Contra la syphilis

- Contra el tifus

- Contra la malaria

- Contra la difteria

- Contra el síndrome de fatiga crónica (SFC),

- Contra el reumatismo

- Contra las migrañas

- Contra la indigestión

- Contra el dolor

- Contra los mareos

- Contra las mordeduras de serpiente cascabel

- Contra el trastorno de déficit de atención e hiperactividad (TDAH).

- Para el tratamiento de furúnculos

- Para el tratamiento abscesos

- heridas en la piel

- úlceras

- Contra quemaduras

- eczema

- psoriasis

- Contra el daño por radiación ultravioleta

- Contra picaduras de abeja

- Contra las hemorroides

Los Factores de Transferencia

Con tanta proliferación de comida chatarra en cada esquina y las limitaciones contra los buenos alimentos. El alto costo de los alimentos saludables y la propaganda millonaria que existe para todo aquello que es nocivo pareciera estarnos hablando de una conspiración contra la salud.

Desde el año 1996 David Lisonbee (Director de 4 Life Research) afirma poseer una patente para la extracción de los factores de transferencia. Han estado vendiendo los factores de transferencia a modo de cápsulas, jugo y gel. Afirman que estas moléculas siendo transferidas de una especia a otra pueden aumentar el sistema inmunológico un 437%.

¿Qué son los factores de transferencia?

Los factores de transferencia son unas moléculas y se le conoce como el factor derivado de la lisis de leucocitos de donadores inmunes que es capaz de transferir inmunidad tanto local, como sistémica a receptores no inmunes. Son considerados un tipo de linfocina. Se trata de moléculas que brindan inteligencia al sistema inmunológico para que puedan reconocer invasores dentro del cuerpo y actuar contra ellos. Es el mismo proceso natural que posee el cuerpo sea de humanos o de animales que los ayuda a batallar contra las enfermedades y auto sanarse. Según estudios, hay varios factores sociales que reducen nuestro sistema inmunológico, entre los cuales se encuentran: una mala alimentación, el estrés, la contaminación ambiental, los químicos, la falta de ejercicio, etc.

¿Quién descubrió los factores de transferencia?

La existencia y el concepto del factor de transferencia fueron establecidas por H.S. Lawrence cuando descubrió que era posible transferir la inmunidad de tipo retardada contra un antígeno específico de un individuo a otro administrando un extracto obtenido de leucocitos de un individuo inmune a otro no inmune. Descubrió que esas respuestas pueden ser transferidas de una especie a otra. Los estudios se basan en identificar esas moléculas que sirven para llevarla de una especie a otra y permitirles interactuar con el cuerpo de forma natural de modo que el propio sistema inmune combata las enfermedades.

Al momento, los factores de transferencia sólo pueden ser comercializados como complementos alimenticios para administración por vía oral tal y como lo promueve 4 Life Research en un sistema de redes de mercadeo. Sin embargo otra clase de suministro está prohibido como la administración tópica, sublingual, intravenosa, etc.

4 Life Research afirma que en efecto los transfer factor pueden ser transferidos de una especia a otra y lograr la salud en las personas. Sus opositores afirman que los transfer factor no poseen propiedades terapéuticas demostradas y que sus compuestos activos son degradados en el tracto digestivo y no pasan a sangre.

Por un lado, está 4 Life Research y su propaganda que afirma que los Factores de transferencia son efectivos, incluso muestra toda clase de testimonios de personas que afirman haber sido sanados de diversidad de condiciones por medio de su uso, y por otro lado están los que afirman que se desconocen los efectos farmacocinéticos y farmacodinámicos de estas sustancias y afirman que se desconoce su total mecanismo de acción. Algunos afirman que debido a la falta de estudios sobre el tema no están legalizados como medicamento dentro de la Unión Europea y que si se consumen, su absorción íntegra podría provocar reacciones alérgicas sistémicas.

¿Qué tenemos aquí?

O tenemos a quienes nos quieren proteger del suministro de un "complemento alimenticio" que no está comprobada su efectividad, o también tenemos a quienes nos quieren limitar la salud impidiendo que consumamos los factores de transferencia para mantener la industria de farmacias y sus ganancias. Decida usted...

La Guanábana

Su nombre verdadero es "Graviola" y Annona Muricata. Todo el mundo la conoce como Guanábana. Recientemente la ciencia ha puesto sus ojos en este árbol por encontrar virtudes anticancerígenas. ¿Qué es lo que ha encontrado la ciencia? Universidades en Estados Unidos han encontrado que las hojas de la Guanábana poseen diferentes propiedades como:

• Contiene acetogeninas (componente que es 10,000 veces más poderoso que la droga "Adriamicin" (usada en quimioterapia).

• Retrasa el crecimiento de las células cancerígenas.

• Asimilación de nutrientes

• Funciona como antibiótico

• Contra tumores

• Detiene el crecimiento de las enzimas que hacen crecer células cancerosas.

• Ayuda al sistema inmunológico

- Contra el nerviosismo y la ansiedad.

- Regenerador celular

- Hipotensor

- Desparasitante

- Sedativo

- Fortalece el sistema digestivo

- Se consigue en gotas concentradas distribuidas por algunas compañías.

El Ginseng

El ginseng es una planta panacea que nos llega de las tradiciones chinas.

Algunos de sus beneficios son:

- Tranquilizante

- Aumenta el sistema inmunológico

- Contra la diabetes

- Ayuda en la oxigenación del cerebro

- Contra el herpes

- Aumenta el rendimiento físico (aumenta energía)

- Previene contra el cáncer

- Ayuda contra la impotencia

- Sirve de estimulante

- Ayuda al sistema digestivo

- Fortalece los pulmones

- Afrodisíaco

- Tiene vitaminas B y C

- Estrógeno

- Aminoácidos

- Contra la gripe

- Ayuda para la memoria

- Contra la hipertensión

- Ayuda la circulación sanguínea

- Ayuda contra el colesterol (LDL) y Triglicéridos

- Previene contra las enfermedades cerebrales degenerativas

- Rejuvenecedor

- Contra el estrés y el insomnio (en muchas cantidades produce insomnio)

- Protege las funciones hepáticas

- Acelera la eliminación de toxinas

• Incrementa la producción de glóbulos rojos previniendo anemias.

• Contra la anemia

• Desintoxicación

El Goji

La cereza Goji es una fruta producto de una planta oriunda de la China y extendida a Europa. La planta da una flor hermosa color violeta y la cereza se caracteriza por su color anaranjado. Según se afirma, el jugo de dicha fruta tiene múltiples propiedades y beneficios para la salud, tales como:

• Posee muchos aminoácidos

• Posee muchos minerales

• Calcio, Fósforo, Potasio, Magnesio, Zinc, Hierro, Cobre, Niquel, Cromo, Manganeso, Cobalto, Selenio, Cadmio, Germanio.

• Posee muchos oligoelementos

• Antioxidante

• Vitaminas A, B1, B2, B6, C, y E

• Beta-Sitosterol

• Antiinflamatorio

• Omega 3 y 6

- Fuente de Fibra

- Proteínas

- Antibacterial

- Combate los hongos

- Anti envejecimiento

- macronutrientes las bayas goji son hidratos de carbono (68%)

- Fuente de ácidos grasos esenciales

- Contra la fatiga

- Aumente la energía

- Regula los niveles de la azúcar

- Contra problemas del metabolismo

- Previene de enfermedades cardiacas

- Aumenta el deseo sexual

- Reducción de peso

La Granada

La granada es uno de los regalos que nos hace la naturaleza para nuestra salud. Entre los beneficios que se han identificado de esta maravillosa fruta se encuentran:

- Ayuda contra riesgo cardiovascular

- Reduce la presión arterial

- Es una rica fuente de antioxidantes, flavonas, fibra, pectina, tanino, vitaminas E, C, B1, B3, B9, fósforo, cobre, hierro, cinc, calcio, manganeso y potasio.

- Ayuda contra el asma

- Alivia la fiebre

- Evita la retención de líquidos

- Ayuda contra la anemia ferropénica

- Es usada contra los parásitos intestinales

- Ayuda contra la arteriosclerosis

- Astringente

- Ayuda contra el exceso de ácido úrico

- Ayuda contra enfermedades de la garganta

- Contra cólicos y diarrea

- Reduce la inflamación

- Reduce el daño causado por los radicales libres

- Reduce la absorción del colesterol LDL

- Ayuda contra la diabetes

- Ayuda contra infartos, y neuropatías

- Ayuda contra el agrietamiento y el envejecimiento de la piel

- Mejora la función de los riñones

- Promueve la salud estomacal

Maqui Berry

¿Qué es el Maqui? El Maqui, al igual que el Açaí, es una baya sudamericana, pero con la diferencia que es original de Chile. Antes de descubrir los beneficios del Maqui, la fruta con más antioxidantes lo era el Açaí, pero en estudios recientes se ha descubierto que el Maqui es el doble de poderosa que el Açaí. Estos son algunos de los beneficios de la baya Maqui:

• El más alto poder antioxidante hasta el momento

• Antocianinas

• Antiinflamatorio

• Inhibidor del COX-2

• Antimicrobiano

• Combate bacterias, hongos y viruses

• Neutralizados de los radicales libres

• Incrementa el nivel de energía

• Apoya un sistema cardiovascular sano

- Favorece el sistema inmunológico

- Propicia la pérdida de peso

- Rejuvenecedor

- Anticancerígeno

- Para prevenir enfermedades cardiacas

- Contra la inflamación de las amígdalas

- Alivia el dolor de garganta

- Para el dolor de espalda

- Para cicatrización de heridas

- Contra la diarrea

- Para sanar úlceras y lesiones

- Contra la disentería

- Antiespasmódico

- Analgésico

- Astringente

- Tónico

- Antitumoral

La miel

La miel de abeja posee muchas propiedades medicinales que no todo el mundo conoce. Aquí les comparto algunos de sus beneficios para que puedan tener una mejor calidad de vida.

- Edulcorante

- Expectorante

- Suavizante de garganta

- Propiedades terapéuticas

- Propiedades nutricionales

- Hidratos de carbono

- Facilita la digestión

- Facilita la asimilación de calcio y magnesio

- Regula el funcionamiento intestinal

- Funciona como sedante

- Antihemorrágico

- Anti anémico

- Antiséptico

- Antitóxico

- Emoliente

- Febrífugo

- Contra la impotencia

- Brinda energía

- Contra la faringitis

- Contra la laringitis

- Contra la rinitis

- Contra las gripes

- Contra la depresión

- Contra las ulceras

- Contra las gastritis

- Contra quemaduras

- Contra el cansancio

El Orégano

Otras de las maravillas dadas por Dios al hombre en la naturaleza lo es el orégano. Sí, ese que usamos para cocinar. De seguro usted ignora que el poder antioxidante del orégano supera el de todas las frutas que hemos mencionado en esta guía. Es tiempo de redescubrir su beneficio.

- Muy poderoso antioxidante

- Contra bacterias

- Contra neumonías

- Contra el asma

- Contra hongos

- Acción estrogénica

- Anticancerígeno

- Anti parasitos

La Papa

La papa es muy recomendada para las personas que quieren mantener una dieta. Pero, ¿Cuáles son sus beneficios?

• Contiene vitamina C, B6, B1,

• Aporta aminoácidos que poseen proteínas esenciales para el cuerpo.

• Ayuda a mantener los buenos niveles de la azúcar

• Es una rica fuente de potasio.

• Ayuda contra problemas cardiacos y con presión alta.

• Contiene: sodio, azufre, fósforo, cloro, magnesio, calcio, hierro, agua, grasa, fécula, celulosa, cenizas y vitaminas A, B2, PP y ácido ascórbico.

• Una dieta de papas reduce el sobrepeso

• No deben ser fritas sino asadas para que puedan dar los mejores resultados.

• La cáscara de papa contiene: proteínas, fibras, almidón, agua, vitamina C y calcio.

La papaya

Otro de los milagros de la naturaleza lo es la papaya. Entre los muchos beneficios que posee la papaya se encuentran los siguientes:

- Fuente de Vitamina C, B, D, E y A

- Fuente de Potasio

- Mejora los problemas digestivos

- Ideal para bajar de peso

- Fuente de betacarotenos

- Reduce el deterioro de arterias y enfermedades coronarias

- Ayuda a eliminar los productos residuales

- Ayuda a cicatrizar la piel o las heridas

- Mejora el ritmo cardiaco

- Limpia tu cuerpo

- Reduce la inflamación intestinal

- Promueve una piel sana

- Defiende contra infecciones y alergias

- Sirve de laxante

- Contra el estreñimiento

- Promueve el buen funcionamiento del páncreas y el hígado

- Posee fibra

- Ayuda contra accidentes cerebrales

- Ayuda contra diferentes clases de cáncer

- Contra la insuficiencia cardiaca

- Contra las úlceras

- Desinfectante de heridas

- Contra parásitos

- antinflamatorio

- Fuente de calcio

- Fuente de Sodio

- Sirve para tratar diversidad de enfermedades

- Para tratar la hipertensión

- Para tratar la anemia, reuma y vesícula

- Sirve de diurético

- Antioxidante

La toronja

- Fuente de vitamina C

- Betacarotenos

- Ácido fólico

- Flavonoides (antioxidantes)

- Previene las enfermedades de corazón

- Reduce el llamado "colesterol malo"

- Es fuente de: Sodio, Calcio, Hierro, Fósforo, Magnesio, Vitaminas A, B, B2, B3

- Contiene: Azufre, Cloro, Potasio

- Ayuda a adelgazar

- Aumenta las defensas

- Contra la anemia

- Ayuda a regular el apetito

- Contra la presión alta

- Para limpiar el hígado

- Para la buena digestión

- Para mejorar el sistema urinario

- Ayuda a eliminar las grasas

- Eliminación de toxinas

La zanahoria

De las muchas propiedades que tiene la zanahoria se encuentran:

- Es un antiséptico natural

- Regula los niveles de azúcar

- Fortalece el cabello

- Mejora la visión

- Ayuda contra desórdenes digestivos

- Contra la anemia

- Contra la acidez

- Contra el reumatismo

- Contra la impotencia

- Contra la esterilidad

- Ayuda contra enfermedades respiratorias

- Ayuda contra el asma

- Ayuda contra catarros bronquiales

- Ayuda a limpiar el cuerpo

- Ayuda a disolver los cálculos biliares

- Mejora la piel

- Ayuda al metabolismo

- Ayuda contra los gases

- Antioxidante

- Ayuda al crecimiento

- Previene las infecciones urinarias

- Ayuda los rinoñes

- Antibacterial

- Fuente de betacaroteno

- Anticancerígeno

- Fuente de potasio

- Fuente de vitamina C, B y E.

- Contiene ácido fólico

• Posee vitamina B3

• Promueve una buena función del sistema nervioso

• Ayuda contra enfermedades degenerativas

• Rejuvenecedor

• Fortalece las encías y dientes

• Fortalece el apetito

• Ayuda contra la depresión

• Analgésico

• Diurético

• Ayuda contra cólicos

• Acelera el proceso de la menstruación en mujeres

"La perfecta hora de comer es,
para el rico, cuando tiene ganas;
y para el pobre, cuando tiene qué"
—Luis Vélez de Guevara

Capítulo 7

¿Qué valores les enseñas

a tu generación?

Una de las cosas más importantes que pude notar de la vida y secretos de mi abuelo, además de todas estas cosas que ya he mencionado, es que siempre complementaba su vida siendo una persona de bien que amaba a su prójimo. Siempre fue un vivo ejemplo de valores que tanto hacen falta hoy día. Mientras el mundo se encuentra en crisis moral, todavía las familias están a tiempo para comenzar a inculcarles a sus hijos los buenos valores que pueden hacer a los seres humanos personas de bien y de provecho.

Los valores se pueden definir como todo aquello que es considerado importante, de valor y beneficioso para una persona.

Dice la Sagrada Biblia:

"Instruye al niño en su camino, y aun cuando fuere viejo no se apartará de él". (Proverbios 22:6)

A menudo no escuchamos hablar de ellos, pero son esenciales para la sana sociedad. Estos son:

• Calidad: Superioridad y excelencia.

• Responsabilidad: Cumplimiento de las obligaciones o cuidado al hacer o decidir algo.

• Motivación: Estimulación para animar e interesar.

• Honestidad: Compostura, moderación, respeto a la conducta moral y social que se considera apropiada.

- Unidad: Trabajo en quipo, acuerdo, coordinación.

- Creatividad: Facultad de crear y hacer cosas originales.

- Equidad: Cualidad que mueve a dar a cada uno lo que merece.

- Superación: Vencimiento de un obstáculo o dificultad.

- Respeto: Miramiento, consideración

- Justicia: Virtud que inclina a dar a cada uno lo que le pertenece o lo que le corresponde.

- Tolerancia: Respeto hacia las opiniones o prácticas de los demás.

- Cortesía: Demostración o acto con que se manifiesta atención, respeto o afecto.

¿Ven nuestros hijos un modelo a seguir en nosotros? Más que palabras, ellos esperan ver el ejemplo de lo que decimos, pues es finalmente lo que harán. Dentro de los valores cristianos, podemos encontrar un resumen de todo esto en el mandamiento que afirma *"amarás a Dios con todas tus fuerzas y a tu prójimo como a ti mismo"*. Todos estos valores no están completos hasta que no le añadamos una relación de amistad con Dios de tal forma que Dios nos brinde los frutos del Espíritu los cuales son: amor, gozo, paz, paciencia, benignidad, bondad, fe, mansedumbre y templanza.

Todas estas cosas pude ver en mi abuelo, y siempre permanece en mí su memoria. Él era una gran persona. Ojala que en un futuro mis hijos y nietos puedan decir lo mismo de mí, y vuestros hijos, de cada uno de nosotros.

Nota:

Este libro no es una guía médica oficial, ni pretende sanar o diagnosticar enfermedades. Solamente se trata de un breve compendio de conocimientos sobre productos naturales que han pasado de generación a generación y a los cuales la opinión pública les atribuye cualidades o características beneficiosas para la salud.

Segunda parte (Tomo II)

Prólogo del segundo tomo

Querido Amigo y lector:

El libro que está a punto de leer, al igual que el primer tomo de esta muy especial serie, nos brinda una oportunidad para poder lograr mejorar nuestro estilo de vida. Todo comenzó como una necesidad e inquietud personal de ir adquiriendo conocimientos sobre los regalos que el Creador ha puesto a nuestro favor en la naturaleza y así poder poner en práctica todas esas cosas que resultarán en gran beneficio para nuestro espíritu, alma y cuerpo. Al igual que en primer tomo, contamos con los consejos sabios del abuelo, quien nos llevará por el camino de la sabiduría conforme a su experiencia de vida. En el **primer tomo,** el abuelo nos habló de la importancia de la fe en la vida del hombre, nos habló del poder del amor en nuestros corazones, nos ensenó cuales son los valores que nos forman como personas, y nos dio algunos 'tips' para comer saludable y lograr una excelente dieta, tales como: *El açaí, el aguacate, el ajo, el aloe vera (Sávila), el arándalo (Cranberry), la avena, la batata, la vitamina B12, el brócoli, la calabaza, la canela, clavos de olor, la equinácea, los factores de transferencia, la guanábana, el ginseng, el goji, la granada, la maqui berry, la miel, el orégano, la papa, la papaya, la toronja y la zanahoria.* Este **segundo tomo**, el abuelo sigue esa misma línea de bienestar y nos muestra otros secretos de la naturaleza. Creo firmemente que el abuelo tiene mucho que aportar, sus largos años no pueden ser reducidos a simples páginas. Creo que si pudiera escribir en libros todos sus consejos, jamás cabrían en una enorme biblioteca la magnitud de sus enseñanzas. Sin embargo, hay un lugar en el cual sí es posible retenerlas todas. Ese lugar es el corazón humano. Si tienes un corazón dispuestos a hacer el bien, es posible que puedas guardar todas estas enseñanzas y podrás transmitirlas a tu generación. Te aseguro que no será cualquier generación, sino una llena de cosas positivas ya agradables tanto para su persona como para sus semejantes. Esa es la meta de esta serie.

El propósito de este libro

Este **segundo tomo,** al igual que el primero, tiene como meta ayudar al lector a conseguir la salud integral. Creemos que el hombre, al ser un ser tripartito, solo logrará salud y felicidad plena si considera y trabaja cada una de esas áreas de su vida y les suple lo que las tres requieren. Como todo, en el mundo hay muchas alternativas, pero no todo es de beneficio para el hombre. Tiene pues el hombre la carga sobre si de poder identificar lo que es para su salud y salvación y llenar su vida de cosas positivas. Como hemos dicho en el pasado, tenemos el reto delante de nosotros de ir contra la corriente del mundo. El mundo se consume en estrés, en enfermedades, en vicios, en estilos de vida nocivos, el afán, el deseo, el ir de un lado a otro buscando toda clase de cosas; literalmente nos consume la vida. Es necesario vivir, pero vivir sabiamente, enfocándonos en lo que realmente importa en la vida, lejos de todo exceso o egoísmo. En este libro procuramos conducirnos por la senda del amor, de la salud, del bienestar y de lo natural, es por esto que esperamos cumplir con nuestra meta de hacer un aporte especial en la vida de nuestros lectores. Un poco de amor no le hace mal a la vida, en cambio traerá un tesoro de cosas buenas, cosas que compartiremos con todos.

"La muerte y la vida están en poder de la lengua, y el que la ama comerá de sus frutos."

—Proverbios 18:21

Capítulo 8

El poder de la lengua

No era raro ver al abuelo leyendo los proverbios en horas de la mañana. Era una costumbre que desde joven había practicado. Un día por curiosidad le pregunte al respecto.

—Abuelo, ¿Qué te motiva tanto para leer cada día ese libro negro? —indagué.

—Ay hijito… —reaccionó al mirarme con una sonrisa entre labios.

—Veo como cada día te apegas a tu Biblia. Para ti tiene un significado muy especial, no se puede negar. —le dije.

—Querido nieto, siempre que te doy un consejo lo hago como si fueras mi propio hijo. Tú, junto con todos mis demás nietecitos son la generación del porvenir, son fuertes, y son aquellos que construirán el mañana. Por muchos años les he brindado apoyo y nunca los he dejado. ¿Sabes por qué? —me dijo.

—¿Porque? —le pregunté.

—Porque es lo que he visto de mi Padre. —me contestó.

Rápidamente comprendí. Mucho más que referirse a mi fenecido bisabuelo, mi abuelo hacía referencia al Padre celestial, al que consideraba el autor y arquitecto de la vida. El abuelo reconocía que todo lo que tenía en la vida jamás pudo ser obtenido por mero esfuerzo propio, en cambio reconocía la mano omnipotente de Dios en todas las cosas.

—Tú eres una persona que amas mucho a Dios. —le dije.

—Mira, amo a Dios porque él es el Creador de todo lo que existe. No solo hizo al mundo para que habitásemos en familia, sino que nos cuida y nos protege en el peregrinar en esta tierra. Pero claro está, hay que guardar sus leyes. —dijo el abuelo con tono muy serio.

—¿Consideras que de eso es de lo que trata la Biblia? ¿De leyes? —indagué.

—Claro, mira, hay gente que dice que esta vida no viene con un manual de instrucciones. Pero, ¿sabes qué? Eso es un mito. La vida sí viene con un manual de instrucciones. El manual de instrucciones de la vida es la Sagrada Biblia. –dijo el abuelo de forma firme.

—¿Por qué consideras que la Biblia es el manual de instrucciones de la vida del hombre? —inquirí.

—Hijito, Dios al crear todas las cosas, incluyendo al hombre, siempre ha mantenido comunicación con su creación. No hizo a los hombres para abandonarlos, los hizo para tener comunión con nosotros. A pesar de que los hombres fuimos desobedientes, Dios sigue siendo fiel, sigue amando a toda la humanidad. Por eso, como dice en el libro de Juan, capítulo tres y verso dieciséis, Dios amó de tal forma al mundo, que no le importó entregar a su Hijo a morir por salvarnos a todos nosotros. –dijo el abuelo.

—Tú crees que le importemos tanto a Dios. —le comenté.

—Claro que sí, y no solo eso, Dios nos ha dado su Palabra para que podamos tener luz en este mundo. —dijo él.

—Entonces consideras que la Sagrada Biblia puede conducir la vida del hombre. —le dije.

—Mira, hijito, en sus páginas encontraras todo lo que tu espíritu necesita para ser lleno. No solo eso, hay consejos de vida para todas las áreas de la vida. Por ejemplo, tomemos como muestra el libro de Los Proverbios. —dijo el abuelo, mostrándome sus páginas.

—¿Qué valor tienen los Proverbios? —indagué.

—En los proverbios puedes encontrar consejos prácticos que te mantendrán en el camino de la vida y de la justicia. —me dijo.

—¿Consejos? ¿Como cuáles? —le pregunté.

—En sus páginas tenemos consejos que nos guían a hacer el bien. Por ejemplo, hay consejos que nos muestran el valor de la fidelidad a Dios, la fidelidad a tu pareja, el alejarnos de los vicios, el no dejarnos engañar por los placeres de la vida, el alejarnos de cosas nocivas como el alcohol, como debemos proceder en la sociedad y muchos otros consejos de valor. En fin, muchísimas cosas que nos salvarán en la vida. Ignorar esta ley de Dios es pagar un precio muy caro en la vida. Si miras alrededor, la gente que se conduce imprudentemente en la sociedad son precisamente los que ignoran la ley de Dios. —dijo el abuelo.

—Abuelo, ¿Qué estabas leyendo? —le pregunté.

—Hoy estuve leyendo el libro de los Proverbios. —me contestó.

—¿Puedo ver? —le dije tomando la Biblia de entre sus manos.

Al tomar la Biblia pude leer en los proverbios el capítulo dieciocho y verso veintiuno, donde leía: *"La muerte y la vida están en poder de la lengua, y el que la ama comerá de sus frutos."* Al leer esto, rápidamente le pregunté.

—Abuelo, ¿Qué significado tiene esto? ¿Acaso puede un hombre cambiar todo lo que nos rodea hablándole al ambiente? —dije lleno de curiosidad.

—No, hijito, esa no es la idea en ese especial mensaje. —me respondió.

—Entonces, ¿Qué significan estas palabras? —indagué.

—Hijito, esas palabras del proverbio son una invitación para el hombre a andar en la verdad, en integridad, en justicia y lejos de todo engaño y mentira. Veras, un hombre que se conduce en el mundo hablando verdad y justicia tendrá como resultado el beneficio de sus acciones, en cambio, un hombre que tiene el engaño en su boca, sufrirá la consecuencias cuando sus maldades lo alcancen. Lo que el hombre habla va de acuerdo con lo que hay en su corazón, y esto tiene un efecto para el futuro. Puede conducir a un hombre a ver los efectos de forma positiva, o por lo contrario, puede llevar al hombre al camino de la muerte si tiene hábitos negativos de maldad en su boca y en su proceder. —me explicó.

Ante las palabras del abuelo, me sentí sorprendido con su respuesta. Ciertamente la vida está llena de oportunidades. El destino del hombre no es donde nos lleva el viento sino aquel que construimos cada vez que tomamos decisiones sean certeras o erradas. El abuelo y su Biblia me estaban invitando a hacer las cosas correctamente en la vida. Valoro mucho todas sus enseñanzas.

"El corazón alegre constituye buen remedio; mas el espíritu triste seca los huesos." —(Proverbios 17:22)

Capítulo 9

El poder de la risa

Uno de los secretos de la longeva vida del abuelo, era su actitud frente a la vida en todos sus años. Es que él siempre me dio ejemplo de que una actitud positiva hace la diferencia. Una actitud positiva testifica y es evidencia del amor a la vida, al prójimo, y a nosotros mismos. Hay que tener optimismo y fe en todo lo que uno hace. ¿Obtendrá el hombre buenos resultados en sus proyectos si piensa que no se puede lograr nada en la vida? En cambio, cuando aparece un hombre visionario y que ve al mundo con soluciones prácticas, ese viene a hacer la diferencia. Aun en el peor de los escenarios, como una enfermedad, se puede sobrellevar mejor si nos comportamos como valientes y gente firme de pensamiento. Dice uno de los proverbios que el abuelo solía leer.

"El ánimo del hombre soportará su enfermedad; mas ¿quién soportará al ánimo angustiado?" (Proverbios 18:4)

Sucede que hasta los pensamientos de dolor más profundos pueden ser sujetados con una actitud positiva. Ese es el momento cuando tomamos el control de toda situación. Cuando un hombre se convierte en valiente por medio de la fe, simplemente, todo irá bien. Ni siquiera la muerte misma puede vencer la fe. Dice la Biblia del abuelo:

"El corazón alegre constituye buen remedio; mas el espíritu triste seca los huesos." (Proverbios 17:22)

Es increíble como cualquier escenario puede ser controlado por medio de una correcta actitud frente a la vida. Es el momento que en vez de ser intimidados por la situación, sucede todo lo contrario, los problemas son reducidos a cero frente a nuestra armadura, la armadura que nos hace ser calidad de personas.

El doctor de la risa

Cuando una persona sabe reír frente a los problemas, se convierte en un héroe. Uno de estos grandes héroes de la vida es conocido como el "*Doctor de la risa*". Para unos, se trata de un mero payaso que se divierte alegrándoles la vida a pacientes en los hospitales. Para otros es un genio de la medicina psicológica. Es probable que algunos de los lectores ya hayan escuchado su nombre o visto su historia. El actor Robin Williams encarnó su historia en el famoso filme titulado "Patch Adams". Su verdadero nombre es Doherty Hunter Adams, pero el apodo público que le ha dado la vuelta al mundo es simplemente "Patch". Se trata de un medico casi setentón que se caracteriza por llevar la salud y la medicina de una forma muy diferente a la conocida. Lleva risa y alegría como terapia para la salud de sus pacientes. Adams también es un escritor, y activista social. Sus pacientes lo conocen como el simpático medico que promueve técnicas alternativas de sanación por medio de estímulos positivos como la risa y el pensamiento positivo.

¿Puede servir la risa como medicina para el cuerpo, la mente y el espíritu?

Adams obtuvo mucha fama por su forma peculiar de llevar a los pacientes a la salud. Presentó cambios positivos que demostraban que a veces las enfermedades físicas están ligadas a asuntos del alma humana, a cuestiones internas del estado de ánimo. Cuando reciben un refuerzo positivo apropiado, estas personas logran sobreponerse a la enfermedad. El buen humor funciona como un regenerador del sistema inmune del individuo. Una de las frases dichas por Adams fue:

"Amor en la atención de la salud: Al paciente con cariño". Él dijo:

"Ninguna escuela enseña que el amor es lo más importante en la vida y ninguna universidad enseña que la compasión es lo fundamental, por lo que aspiro a desarrollar un currículo médico que tenga entre sus prioridades la enseñanza de la compasión." (En el año 2010, en la ciudad de Perú)

Las afirmaciones de Patch Adams son muy ciertas. A veces el hombre moderno vive envuelto en su mar de estrés personal y grupal y echamos a un lado las cosas que verdaderamente importan como: la fe, el optimismo, el amor, y la esperanza. La salvación del ser humano se encuentra en dar un giro de 180 grados hacia las cosas positivas de la vida, solo de esta forma logrará superar todo conflicto, sea anímico, espiritual o físico.

Los verdaderos héroes

Los verdaderos héroes de la vida no son aquellos que no tienen problemas en la vida, no son aquellos que tiene de todo a granel y desconocen la necesidad. No son los que no conocen enfermedad alguna, sino son aquellos que en medio de cualquier crisis en la vida, pueden llegar al otro lado, sin dejar de borrar una sonrisa en sus rostros, son aquellos que ven los problemas y las crisis como una oportunidad de demostrar su esencia, su contenido de victoria. Esos son los héroes, los que sudan sin desmayar hasta lograr alcanzar sus metas. ¿En cuál bando estamos? En el bando que le hace frente a la adversidad de una manera positiva o en el bando que se deja intimidar frente a los gigantes de oposición. Quiera Dios y se llene nuestro espíritu de valentía, coraje y fuerza. No de la mera fuerza propia, sino de la fuerza que proviene del Creador.

Capítulo 10

Regalos en la naturaleza

En el **primer tomo** les mencioné algunas maravillas de la naturaleza las cuales el abuelo usaba para conseguir de forma real un cambio de vida positivo y una salud óptima. Las primeras cosas que mencionamos fueron: el açaí, los aguacates, ajos, el aloe Vera (Sávila), arrándalo (Cranberry), la avena, batatas, B12, brócolis, las calabazas, la canela, los clavos de olor, la equinácea, los factores de transferencia, las guanábanas, el ginseng, el goji, la granada, el maqui Berry, la miel, el orégano, las papas, las papayas, las toronjas, y las zanahorias. Ahora, en este **segundo tomo** les compartiré de los beneficios que el abuelo obtuvo de los regalos de la naturaleza tales como: Las cerezas, la remolacha, el limón, la espinaca, la salvia, el jengibre, las "blueberries", la murtilla, el calafate, la piña, las cinco puntas (Carambolas), el aceite de oliva, el pescado, la cebolla y el chocolate oscuro. Como hemos podido ver, no es necesario llenar nuestro cuerpo de químicos dañinos a la salud, cuando tenemos en la naturaleza infinidad de alternativas que pueden transformar nuestra vida para bien. Frutas, vegetales, viandas, nueces y ricos alimentos que contienen fibra y vitaminas que son capaces de regenerar nuestro cuerpo, darnos capacidad antioxidante y aumentar nuestro sistema inmune para una salud óptima. Veamos esta vez que otras cosas el abuelo solía usar y de las cuales tomé nota para compartirla con gente que tiene como meta lograr una calidad de vida. Estas nuevas alternativas son las siguientes:

La cereza

La cereza es un poderos fruto cuyos orígenes se remontan a tierras entre el mar Negro y el Caspio en el primer siglo. Se cree que fueron los romanos los que comenzaron a diseminar sus árboles en lugares limítrofes según iban conquistando tierras. La cereza pertenece al género *Prunus*, y se le conoce como *Guinda*. Entre los beneficios de la cereza encontramos los siguientes:

- Fuente de Vitaminas: C, E, K, PP, B, A,

- Fuente de fibra

- Azúcar

- Hidratante

- Hierro

- Potasio

- Calcio

- Azufre

- Fósforo

- Zinc

- Acido Fólico

- Poder antioxidante

- Contra las arritmias (Contenido en melatonina)

- Ayuda en la función cerebral

- Ayuda para relajación del cuerpo

- Reduce inflamaciones

- Contra la artritis (Fuente de antiocianinas)

- Previene contra la diabetes

- Ayuda a la digestión

- Analgésico natural

- Relajante muscular

- Ayuda en el control de peso

- Fuente de bioflavonoides

- Reduce los niveles de acido úrico

- Ayuda a desintoxicar y limpiar nuestro Organismo

- Anti cancerígeno

La remolacha

Se trata de una hortaliza que posee numerosas propiedades muy beneficiosas para nuestro cuerpo. (Su raíz y sus hojas contienen beneficios) Entre los grandes aportes que tiene la remolacha se encuentran:

• Hidratante

• Brinda energía a nuestro cuerpo

• Ayuda a limpiar el organismo

• Contra la hipertensión

• Contiene Potasio, Yodo, Sodio y Hierro

• Aumenta el sistema inmune

• Ayuda al cuerpo a producir glóbulos rojos y blancos

- Contra el estreñimiento

- Contra las hemorroides

- Contiene fibra soluble e insoluble

- Ayuda contra el colesterol

- Contra la diabetes

- Contiene Magnesio, Calcio y Fósforo

- Ayuda a la salud de los ojos

- Fuente de beta-caroteno

- Contiene Vitamina B

- Contra la anemia

- Vitamina A, E y C

- Ayuda a regenerar anticuerpos en nuestro organismo

- Posee hidratos de carbono

- Contiene ricas proteínas

- Contiene Zinc

- Fuente de almidón

- Ayuda la función cerebral

- Fortalece los huesos

- Sirve como relajante muscular

- Laxante natural

- Contra enfermedades cardíacas

- Fuente de folatos

- Para el control de peso

- Función antioxidante

- Sirve como diurético

Nota: La remolacha no es recomendable para personas que poseen tendencia a formar cálculos en el riñón de "oxalato de calcio".

El limón

Desde tierras asiáticas nos llega la maravillosa fruta del limón. Entre los muchos beneficios del limón tenemos:

- Rica fuente de vitamina C

- Sirve como aromatizante

- Sirve para purificar el agua

- Su sumo ayuda contra la anemia

- Múltiples funciones estéticas

- Ayuda al cuerpo en su función de expulsión de tóxicos

- Poder antiséptico

- Contra los catarros y gripe

- Relajante muscular

- Es un astringente natural

- Contra la fiebre

- Para el cuidado de la piel

- Contra la bronquitis

- Ayuda en las funciones respiratorias

- Fuente de Potasio

- Contra el asma

- Ayuda al sistema nervioso

- Hidratante

- Contra el dolor de garganta

- Sirve para el control de peso.

- Función antibacterial

- Funciones desinfectantes

- Contiene: Fósforo, Hierro, Magnesio, Cobre y Calcio

- Para el buen funcionamiento intestinal

- anti cancerígeno

- Ayuda en la función del hígado

- Fuente de vitamina B

- Ayuda a controlar problemas de la visión

- Contra la diabetes

- Rejuvenecedor

- Para el buen funcionamiento de la vesícula

- Contra los virus

La espinaca

En la segunda década del siglo XX se hizo muy popular en los Estados Unidos el personaje de tiras cómicas llamado 'Popeye'. Muchos de nosotros crecimos viendo al marinero con músculos de acero que obtenía fuerzas sobrenaturales cuando abría una lata de espinacas cuando se encontraba en situaciones de alto riesgo. La verdad detrás del mito es que las espinacas son una planta que contiene muchas virtudes. Estas son:

• Poderoso antioxidante

• Contiene vitamina B, A, C, K y E

• Contiene potasio, magnesio, calcio, manganeso, fósforo y hierro

• Sirve de energizante

• Contra problemas cardíacos

- Contra la diabetes

- Contra la hipertensión

- Ayuda a limpiar el cuerpo

- Aumenta el sistema inmune

- Rica fuente de folatos

- Contra la anemia

- Funciona como diurético

- Ayuda a reducir el colesterol

- Contra el estreñimiento

- Sirve para el control de peso

- Contra cálculos renales

- Ayuda contra problemas de la visión

- Ayuda a fortalecer la piel

- Fortalece los huesos

- Es fuente de fibra

- Contiene Omega 3

Nota: No se recomienda para personas con artritis, gota, cólicos renales y cálculos renales, debido al alto contenido de oxalatos.

La salvia

La salvia es una planta medicinal que nos llega desde Europa y existe en múltiples especies de la misma en el mundo. Existe blanca, roja, cimarrona, negra y la salvia santa. El consumidor debe identificar bien qué tipo de planta busca no necesita para no correr riesgos en torno a contraindicaciones sobre condiciones de salud. No se recomienda para madres lactando, y nunca en dosis altas. Contiene thuyona. Luego de que el consumidor identifique correctamente la aplicación de la salvia, existen algunos beneficios que identificamos de la misma. Estos son:

- Poderoso antioxidante

- Contra la diabetes

- Aromatizante

- Ayuda la función cerebral

- Beneficios para la salud de la piel

- Propiedades antinflamatorias

- Contra la gingivitis

- Contra la menopausia

- Contra la epilepsia

- Contra la tuberculosis

- Sirve como relajante

- Alivia los gases

- Contiene vitamina A y C

- Contra espasmos musculares

- Contra los cólicos

- Antibacterial

- Contra la artritis

- Contra las aftas bucales

- Sirve como astringente

- Contra el reumatismo

- Contra dolores de garganta

- Nivela la sudoración del cuerpo

- Aumenta el sistema inmune

- Sirve de antiséptico

Nota: Para el consumo de la salvia, así como el resto de productos naturales que mencionamos en este tomo, así como en el primero siempre consulte a su neurópata para que lo instruya en el consumo correcto de los mismos y no tenga contraindicaciones sobre otras medicinas, sean naturales o químicas que usted consuma. Es responsabilidad del paciente el utilizar las alternativas de la naturaleza de forma sabia y prudente.

El Jengibre

De entre todas las maravillosas plantas que el Creador puso en la creación a favor de los hombres se en encuentra el jengibre. El tallo de dicha planta posee un sabor suave-picante con un distinguido aroma. El jengibre nos fue legado por la cultura de la India y la China, y se extendió rápidamente por países limítrofes. Entre sus muchos beneficios encontramos:

- Contra la artritis

- Contra los dolores de garganta

- Contra gripes

- Contra el colesterol malo

- Brinda energía

- Sirve de apoyo al sistema respiratorio

• Ayuda a bajar la inflamación

• Sirve para el control de peso

• Mejora la circulación

• Mejora la función intestinal

• Contra las nauseas

• Contra la tos

• Ayuda nuestras articulaciones y al sistema muscular

• Combate hongos

• Contra el cáncer del colón

• Contra el cáncer estomacal

• Fortalece los huesos

- Sirve de calmante

- Antioxidante

- Contra el reumatismo

- Contiene vitamina B y C

- Fuente de: Cobre, Manganeso y Magnesio

- Contra el dolor de cabeza o migraña

- Ayuda al buen funcionamiento de los riñones

- Contra la hipertensión

- Contra los calambres

- anti cancerígeno

- Contra los dolores de ovarios en la menstruación femenina

• Contra los mareos

• Para una buena digestión

• Fuente de: Fósforo, Calcio, Aluminio y Cromo

• Fuente de vitaminas, minerales y aceites necesarios para el buen funcionamiento corporal

• Contra el cáncer de próstata

• Contra la acidez

• Contra la nefropatía diabética

• Beneficia al sistema cardiovascular

Las blueberries

Las bayas azules son una fuente de salud en la naturaleza cuyos atributos no dejan de sorprender al hombre. Entre sus virtudes se encuentran:

- Combate la flebitis

- Poder antioxidante

- Virtudes rejuvenecedoras de la piel

- Contra el Alzheimer

- Contra diversidad de infecciones

- Mejora la función cerebral o del aprendizaje

- Astringente natural

- Mejora el funcionamiento neurológico

- Rica fuente de micro y macro nutrientes

- Reduce el colesterol

- Sirve de antiinflamatorio

- Ayuda en la salud ocular

- Anti cancerígeno

- Sirve de analgésico

- Contra las infecciones en el tracto urinario

- Para la salud cardiovascular

- Contra las hemorroides

- Contra las venas varicosas

- Tiene vitamina C

- Posee manganeso

La murtilla

La murtilla es una baya que nos llega desde los montes de Chile. Al igual que las demás bayas, están llenas de secretos poderosos que transforman la salud. Estos son algunos de esos secretos:

- Poderoso efecto rejuvenecedor y sanador de la piel

- Una herramienta estética de gran aporte en la naturaleza

- Contra el acné

- Estimulante

- Astringente

- Contra quemaduras

- Contra las verrugas

- Contra la psoriasis

- Contra el carcinoma

- Contra la flaccidez

- Antiinflamatorio

- Descongestionante

- Contra la celulitis

- Contra el estrés oxidativo

- Es fuente de flavonoides

- Poder antioxidante

- Contra la fatiga hormonal

- Aumenta la fibra de colágeno

- Sube el colesterol bueno

- Fuente de fibra

- Hidratante de la piel

- Brinda elasticidad a la piel

El calafate

Desde la Patagonia nos llega la baya del calafate. Se trata de una fruta que no es la excepción en cuanto a virtudes poderosas para la salud. De entre las muchas virtudes que posee el calafate tenemos:

- Funciona como astringente natural

- Contra afecciones hepáticas

- Contra los hongos

- Tónico natural

- Antiinflamatorio

- Antioxidante

- Antibacterial

- Contra la diarrea

- Contra la fiebre

- Mejora la salud intestinal

- Contra el Alzheimer

- Contra la artritis

- Contra la hipertensión

- anti cancerígeno

- Contra las cataratas

- Contra glaucomas

- Ayuda al sistema nervioso

- Ayuda al sistema muscular

- Contra la arterioesclerosis

- Rico valor en minerales

- Fuente de vitamina C

- Fuente de flavonoides

- Se utiliza para funciones estéticas

La pimienta de cayena

No mucha gente conoce el valor para la salud que posee la pimienta de cayena. A menudo utilizado para darle sabor a nuestras comidas, es en realidad una rica fuente de beneficios. Entre estos se encuentran:

- Fuente de antioxidantes

- Fuente de vitamina C y A

- Rica en flavonoides

- Mejora la circulación sanguínea

- Reduce el colesterol

- Ayuda al sistema digestivo

- Contra la hipertensión

- anti cancerígeno

- antibacterial

- Contra la bronquitis

- Contra la faringitis

- Aclara el sistema respiratorio

- Contra el herpes

- Contra la artritis reumatoide

- Contra la fibromialgia

- Contra las úlceras estomacales

- Contra la indigestión

- Contra los gases

- Analgésico natural

- Para la salud cardiovascular

- Contra los dolores musculares

- Contra la bursitis

- Aumenta el sistema inmune

- Contra la gripe

- Contra la fiebre

- Contra la artrosis

- Contra lumbalgias

- Contra la sinusitis

- Para perder peso

Nota: El consumidor debe tener cautela en torno a las cantidades que utiliza de la pimienta de cayena. Se recomienda utilizar pequeñas cantidades. Consulte a su naturópata en este y en los otros productos naturales.

La piña

Desde América del Sur nos lleva esta maravillosa planta fructífera conocida como la piña. Dicha fruta es rica en minerales y vitaminas que la hacen una muy valorada en la gastronomía. Entre los grandes aportes que tiene la piña tenemos:

• Fuente de fibra

• Vitamina B y C

• Contiene: Fósforo, Zinc, Manganeso, Magnesio y Calcio

• Fuente de proteínas

• Contra la cistitis

• Ayuda al sistema digestivo

• Antiinflamatorio natural

- Disminuye los lípidos en la sangre

- Sirve de diurético

- Antiséptico

- Contra la acidez

- Anti cancerígeno

- Contra la artritis reumatoide

- Para el control de peso

- Contra los parásitos

- Contra la laringitis

- Contra la neuritis ciática

- Para la limpieza de nuestro sistema

- Contiene acido fólico

- Contiene azufre, hierro y potasio

- Antitrombótico

- Contra el edema

- Anticoagulante

- Aumenta el sistema inmune

- Ayuda contra problemas de los ojos

- Contra la degeneración macular

- Contra la diabetes

- Contra el asma

- Aumenta el sistema inmunológico

- Para la salud de las tiroides

- Contra la hinchazón

- Contra la sinusitis

- Contra la gota

- Contra el dolor de garganta

La carambola (Cinco Puntas)

Desde la India e Indonesia nos llega un árbol de fruta muy peculiar. Nos referimos a la fruta de la carambola o mejor conocida como "cinco puntas). Su forma estrellada le da un atractivo muy singular. Su semilla se ha diseminado por numerosos países tales como: Malasia, República Dominicana, Puerto Rico, y en gran parte de Latinoamérica. Los aportes para la salud de esta fruta lo son:

• Hidratante

• Aumenta el sistema inmune

• Cítrico

• Contiene fibra

• Contiene vitamina A y C

• Contiene Fósforo y Potasio

- Ayuda a la visión

- Mejora la salud de la piel

- Ayuda a cicatrizar las heridas

- Para la salud del cabello

- Fortalece los huesos

- Para la salud de los dientes

- Contra las infecciones

- Contra problemas cardíacos

- Contra la hipertensión

- Laxante natural

- Contra la diabetes

- Diversidad de vitamina B

- Contiene Calcio, Magnesio, Hierro y Zinc

- Poder antioxidante

- Contra dolores de cabeza

- Contra la picazón (uso de sus hojas)

- Antimicrobiano

- Contra la gripe

Nota: Esta fruto no es recomendable para personas que padecen de enfermedad renal o tienen estomago frágil. Para esta y otras frutas, siempre consulte a su neurópata si tiene condiciones severas o si está tomando medicamentos. Siempre consulte a su neurópata o a su médico de cabecera. (Esta nota incluye tanto los productos de este manual como cualquier otro tomo de esta serie).

El aceite de oliva

Los olivos remontan su historia a tiempos inmemorables del Mediterráneo, incluso bíblicos. El aceite de oliva aparece vinculado a la historia religiosa o de rituales sagrados. Sus orígenes están ligados a las primeras civilizaciones y van de la mano con el desarrollo de la primera manifestación de la agricultura en los pueblos. Hay diversidad de aceites y variedad del fruto. Entre sus muchos beneficios tenemos:

- Fuente de fibra

- Posee vitamina A, B, E y K

- Contiene: Sodio, Potasio, Magnesio, Hierro y Calcio

- Posee ácidos grasos necesarios

- Contra el colesterol alto

- Contra la arteriosclerosis

- Brinda energía

- Ayuda en la función cerebral

- Contra el estreñimiento

- Para la salud estomacal

- Antiinflamatorio

- Contra la acidez

- Contra la osteoporosis

- Poder antioxidante

- Para control del peso

- Para hidratación y salud de la piel

- Para la salud del cabello

- Para un buen metabolismo

- Fuente de nutrientes

- Contra la diabetes

- Anti cancerígeno

- Promueve un sano crecimiento

- Contra el Alzheimer

- Para la salud de las uñas

- Rejuvenecedor

El pescado

Desde tiempos muy antiguos los hombres conocieron al valor que representa la actividad de la pesca. Los peces se convirtieron en el alimento primitivo de muchas tribus en la antigüedad, por lo que elaboraron maneras de capturarlos o extraerlos de las aguas. Entre los grandes beneficios que aportan los peces para la salud del hombre encontramos:

• Contra problemas del corazón o ataques cerebrales

• Fuente de ácidos grasos necesarios

• Ricos en minerales y proteínas

• Aumenta el sistema inmune

• Ayuda a la visión

- Brinda energía

- Contra la depresión

- Anti cancerígeno

- Ayuda a la función cerebral

- Mejora la circulación sanguínea

- Contra el colesterol malo

- Contiene: Yodo, Zinc, Selenio, Fósforo

- Contra el carcinoma

- Poseen vitamina D, A, E y B

- Fuente de aminoácidos

- Para la salud de los huesos y dientes

- antiinflamatorio

- Contra la diabetes

- Contra la artritis

- Para la salud de las arterias

- Mejora el sistema nervioso

- Ayuda y protege las células

- Regula el metabolismo

Nota: Existe diversidad de especies de peces, por lo cual el consumidor debe tener cuidado con sus efectos en la salud al variar su composición. Consulte a su médico.

La cebolla

Desde Asia central nos llega la planta conocida como *la cebolla*. Muy pronto su uso se extendió también por todo el mundo romano y griego. Las razones de su uso se debe a sus propiedades culinarias. Entre el excelente aporte nutricional y beneficioso para el ser humano se encuentra los siguiente:

• Contra los resfriados

• Para la salud de los bronquios

• Contra la tos

• Contra el asma

• Mejora el sistema respiratorio

• Contra el insomnio

• Cicatrizante

- Contiene azufre

- Fuente de fibra

- Contiene vitamina B y C

- Contiene ácido fólico

- Contiene: Cobre, Fosforo, Cromo, Potasio, y Manganeso

- Contra el colesterol malo

- Contra los derrames cerebrales

- Contra la alta presión

- Para la salud cardiovascular

- Aumenta el colesterol bueno

- Contra la diabetes

- Anti cancerígeno

- Fuente de flavonoides

- Contra los tumores

- Antiinflamatorio

- Para la salud estomacal

- Contra diversas clases de úlceras

- Contra la osteoporosis

- Estimula el apetito

- Sirve como diurético

- Contra el estreñimiento

El chocolate

A quien no le gusta disfrutar de un sabroso chocolate, sea en dulce o en una tibia bebida. Este regalo de la naturaleza comenzó a conocerse en tiempos inmemorables entre los indígenas de Sudamérica. Entre sus muchos usos, la semilla del cacao sirvió de amplio valor comercial, de trueque y como preámbulo a lo que serian las monedas. Es imposible precisar si en tiempos muy antiguos de la historia, los hombres pudieron conocer el completo valor nutricional y de beneficio para el hombre que contiene el chocolate. Se sabe la etimología de la palabra "chocolate" surgió de una lengua aborigen mexicana que luego fue aplicada por los españoles, algo así como *"Xocolalt"*, y que luego evolucionó a chocolate. Del milagro de la naturaleza que nos dio el Creador por medio del chocolate encontramos diversidad de propiedades que pueden cambiar nuestra vida para bien. Entre estas, mencionamos las siguientes:

- Combate la depresión

- Mejora el sistema nervioso

- Ayuda la circulación sanguínea

- Funciona como diurético

- Mejora el estado de ánimo general

- Ayuda en la funciona cerebral

- Ayuda al sistema cardiovascular

- Combate el colesterol malo

- Anti cancerígeno

- Contra la presión alta

- Es fuente de: magnesio, fósforo, zinc, cromo, potasio, cobre y hierro

- Contiene vitamina E y B

- Brinda sensación de bienestar al que lo consume

- Es fuente de antioxidantes

- Ayuda en la salud femenina

- Contra la diabetes (Chocolate oscuro)

- Para la salud celular

- Brinda longevidad

- Contiene ácido fólico

- Ayuda al mejoramiento de la piel

- Combate los derrames cerebrales

- Es fuente de flavonoides

- Contra la tos crónica

- Ayuda al desarrollo muscular

- Brinda resistencia física

- Antibacterial

- Combate las caries

- Sedante natural

- Contra el síndrome premenstrual

- Ayuda en la oxigenación del cerebro

- Contra las enfermedades degenerativas

- Contra el estrés

- Brinda relajación

NOTA: Existen muchos mitos negativos acerca del chocolate, sin embargo, estos son meras falacias. Son muchos más los beneficios del chocolate que los aspectos negativos. Use todo alimento con moderación.

Capítulo 11

La figura del padre en la familia

Una de las cosas que más atesoro en la vida es el legado que me brindó el abuelo. No se trataba de riquezas materiales. Jamás en la vida tesoro alguno pudiera compararse a las riquezas que nos dejó. Lo que había dentro del tesoro eran cosas como: la fe, el amor, el buen ejemplo, los valores, la bondad, la espiritualidad, la esperanza, el amor al trabajo, la superación, el optimismo, las buenas costumbres, el respeto, la tolerancia, la sencillez, y cosas semejantes a estas. Me di cuenta que todas estas cosas el abuelo las aprendió del Dios de los proverbios. Me di cuenta que su fuente de sabiduría era el temor a Dios. De esta manera le transmitió a sus hijos y nietos todas esas cosas que verdaderamente nos forman como personas. Lamentablemente nuestro mundo carece de valores. No es ningún secreto el hecho de que millones de personas se han alejado de la paternidad de Dios en sus vidas. He aquí la razón del fracaso en nuestra sociedad. Cuando descartamos a Dios, el ingeniero de la vida y su manual de instrucciones que es la Palabra de Dios, entonces tenemos una sociedad en caos. Solo de una forma el hombre puede enderezar su rumbo y es volviéndose a Dios en todos sus caminos.

La importancia de la figura del padre

El escenario general mundial muestra una gran crisis. Esto se evidencia en la alta tasa de divorcios, deserción escolar, criminalidad, falta de valores, aumento de estilos de vidas nocivos a la familia, egoísmo humano, modas ofensivas, uso y abuso de drogas, delincuencia, violencia, guerras, rivalidades, y toda clase de cosas que hacen que nos sintamos inseguros en las ciudades donde vivimos. Sin embargo, cuando le damos vuelta al reloj de forma retrospectiva, llegamos al núcleo de la familia y los factores de terminantes que se dieron allí como el origen del resto de las cosas. Donde hubo una modelo de familia sano y fuerte, criaron hijos vigorosos llenos de valores y respeto al prójimo, en cambio, donde hubo modelos disfuncionales esto provocó o dio como resultado a los guerrilleros de las calles, una clase de "homo sapiens" que solo sabe odiar, está lleno de malicia, está dispuesto a destruir a todos alrededor para lograr sus objetivos. El hombre se encuentra atestado de toda clase de males, producto de un mal modelo familiar. Un modelo que fue trastocado o roto, pero que no era parte del diseño original. Sucede que la familia unida es de gran importancia para el desarrollo del individuo. La mamá es importante, el papa también lo es, así como la educación que de ellos emana. No es ningún secreto el hecho que los hijos que tienen a sus padres presentes, en especial la figura del papá llegan a tener un rendimiento escolar muy alto. Cuando el papá está presente y brinda un ejemplo digno en el hogar, esto sirve como una barrera de protección contra las amenazas en el mundo tales como: proliferación de las drogas y estilos de vida distorsionados. De esta forma los padres vienen a ser fortalezas de bienestar para los hijos. Me refiero a los padres que poseen valores y los transmiten a su generación. Es lamentable cuando este modelo se rompe. Cuando este modelo se rompe sucede el caos. Sucede el efecto dominó, es decir, padres que no tuvieron un buen modelo, repiten los modelos obsoletos y deteriorados creando todo un caos. Lo mismo sucede cuando la familia es distorsionada y se le hace propaganda a estilos de vidas que echan a un lado la figura paternal. Se va diseminando toda una red inapropiada para los niños que se van desarrollando. Se van levantando y van viendo modelos errados de la familia, y de esta forma los repiten dándolos por bueno cuando no lo son. Es una clase de rompecabezas del cual siempre faltan piezas. En muchos casos la pieza que falta es la pieza central, la que le da forma al paisaje, la que contiene el verdadero significado. Esto es lo que sucede cuando el hombre altera la creación de

Dios y distorsiona la familia. Dios creó al hombre y a la mujer con un propósito. Aunque los dos son iguales, tienen roles específicos y determinados que se ajustan a la ley de Dios. Son roles compartidos, roles que le hacen bien a los hijos. Sin embargo, la familia se encuentra en una guerra sin cuartel. Un enemigo común no quiere ver a los niños crecer en hogares sanos y salvos y posee toda una agenda para presentarle modelos falsos al mundo. Modelos que pueden llevar a la destrucción a toda la civilización. El enemigo sabe que la figura fuerte de un padre en la familia sirve de apoyo al niño y lo conduce por el buen camino, es por esto que la familia se encuentra bajo tanto ataque. De la misma manera que el abuelo, nos ha dado consejos en este libro, así hemos visto como hay muchos consejos que le hacen bien la hombre y se encuentran en la boca de un padre que habla con amor a sus hijos. Un padre sirve de guía, disciplina y corrección hacia sus hijos. Un padre, brinda apoyo, sustento, abrigo, alimento, amor, cuidado, y todo un mar de cosas positivas que ayudan a los hijos a formarse como personas. El resultado, hijos de bien, gente que le hace bien a la sociedad que le rodea. Pareciera que el enemigo no quiere ver al mundo feliz, por eso ataca tanto a la familia y propone hogares que no tengan un padre. Yo tuve el privilegio de tener un padre, y mi padre también tuvo el privilegio de tener el suyo, es aquel que nos da consejos en este libro. Estas diferentes generaciones brindaron cosas positivas. Ahora, yo como padre, me ocuparé de compartir de las mismas enseñanzas que ellos me compartieron a mí. ¿Harás de la misma forma con tu descendencia? Espero que de alguna forma este breve libro te sirva de motivación para amar a tus hijos y llevarlos por el buen camino. El buen camino que solamente se consigue en el temor de Dios. Solo y solamente eso, es el principio de la sabiduría.

Nota:

Este libro no es una guía médica oficial, ni pretende sanar o diagnosticar enfermedades. Solamente se trata de un breve compendio de conocimientos sobre productos naturales que han pasado de generación a generación y a los cuales la opinión pública les atribuye cualidades o características beneficiosas para la salud.

Consigue tus libros en Amazon

En Amazon.com y en Amazon.es puedes conseguir libros impresos y libros para Kindle, Tablet, IPads, iPhones o teléfonos con Android.

Te recomendamos los siguientes títulos:

EL RESURGIR DE LA ESVÁSTICA - DINO ALREICH

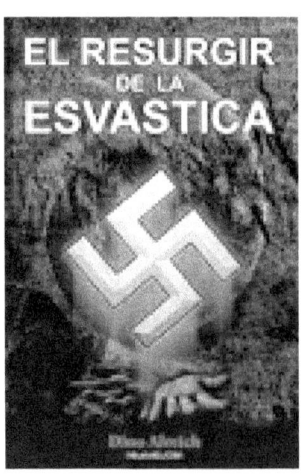

Christopher Borazzo, un antropólogo y profesor, tiene una enigmática y misteriosa revelación, en la cual ve el levantamiento mundial de una nueva dictadura nazi. Se ve envuelto en una pesadilla donde es testigo de las maniobras de las sociedades secretas, cultos religiosos y líderes mundiales para someter la política internacional, la economía, las religiones....

Esta novela surge de la investigación moderna en torno a los neonazis, profecías bíblicas, teorías de conspiraciones y del acontecer noticioso pasado y contemporáneo. El libro trata de unir los cabos sueltos que componen la historia a la vez que busca descifrar el significado apocalíptico y la posibilidad de que dichos libros sagrados los hubieran escrito para advertirnos a todos de lo que sucederá el día de mañana en todas las naciones.

¿Qué misterio se oculta en las antiguas profecías de los libros sagrados de Daniel y Revelación?

Durante siglos, el significado de las antiguas profecías se había mantenido en secreto para el mundo… hasta ahora.

¿Cuál es el misterio que esconden los Templarios?

CONSPIRACIÓN WATCHTOWER - DINO ALREICH

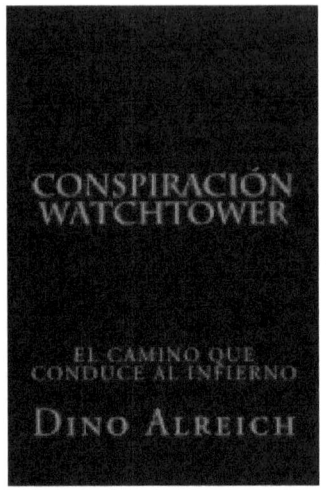

Este es un libro inquietante que nos muestra el lado oscuro de una secta que va casa por casa en diferentes partes del mundo cazando almas de hombres. Se presenta un estudio profundo de las doctrinas y falacias que ha construido una colosal secta llena de engaños y enredaderas. Toda una compleja maquinaria económica dispuesta a servir como caballo de Troya contra el cristianismo. Conspiración, mentiras, tergiversación del mensaje cristiano, sectas falsas en la sociedad, todo es parte de un esquema oscuro elaborado por los urdidores "illuminatis" del Nuevo Orden secular. Este libro se presenta como un alerta contra las falsas sectas.

COSAS QUE EL ABUELO HACÍA EN SECRETO PARA MEJORAR SU SALUD - DINO ALREICH

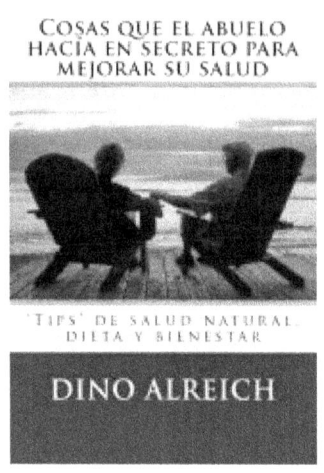

Este es la clase de libros que tiene el poder de hacer cambios positivos en los lectores. Está lleno de secretos tanto para la salud, así como para el alma. Un libro que no solo leerás, sino que compartirás con los amigos a quienes amas. Nunca nadie conoció los secretos del abuelo, hasta ahora... Nos revela los secretos para una longeva vida, paz interior, armonía con los semejantes, y nos brinda 'tips' para lograr la salud que todos buscamos. El abuelo y sus consejos te guiarán por un camino de bienestar que nunca imaginaste, el poder para cambiar tu vida.

EDIFICANDO MI CASA SOBRE LA ROCA –DINO ALREICH

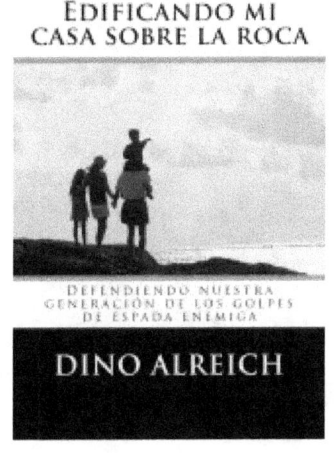

'Edificando mi casa sobre la roca: Defendiendo nuestra generación de los golpes de espada enemiga' es un libro cristocéntrico que tiene como meta afirmar los fundamentos de fe judeocristianos que nos han sido legados. Es una respuesta y afirmación de fe en respuesta a los vientos de oposición modernos que vienen a amenazar los valores, la ética, la moral y las sanas prácticas espirituales. Este libro nos invita a volver a los fundamentos cristianos y avivar nuestra fe en estos tiempos turbulentos. El libro nos hace un reto a ser gente separada para Dios por medio de una lectura llena de enseñanzas.

POR AMOR AL LLAMADO

–DINO ALREICH

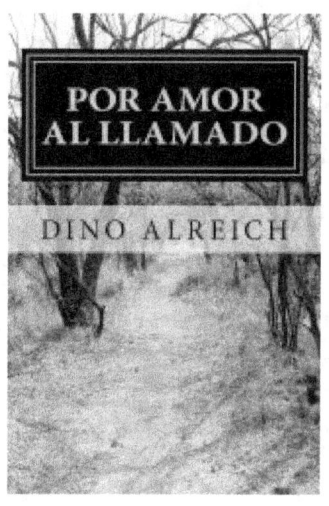

¿Cuál precio estás dispuesto a pagar por aquel que lo dio todo por ti en la cruz del Calvario? ¿Cuál es el costo de la fe para todo aquel que quiere ganar el cielo? ¿Qué ejemplo tenemos en la Sagrada Biblia de cristianos como usted y yo que lo dieron todo por Cristo y cuál fue su fuerza y fortaleza? ¿Qué Dios demanda de aquellos que le llaman Señor?

Este libro nos invita a un viaje muy interesante en el tiempo de la iglesia primitiva y nos muestra de forma elegante e impactante el encuentro y experiencia de los primeros cristianos con la persona sobrenatural del Espíritu Santo y como esto causó una revolución espiritual que ha perdurado por más de dos mil años. Se presentan evidencias de que el mismo poder está disponible hoy para todos aquellos que tienen fe en Dios. Una experiencia que cambiará por completo tu vida.

DESPUÉS DE DESHECHA MI PIEL (LÁGRIMAS DE UNA GUERRA ESPIRITUAL)

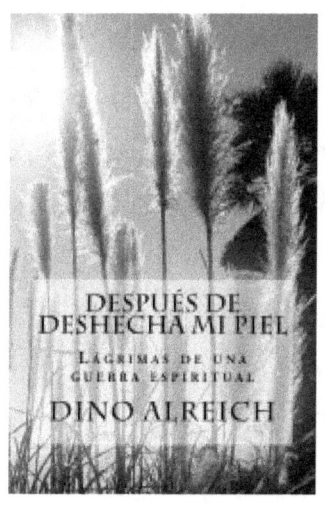

Lágrimas de una guerra espiritual / ¿Sientes que tu vida se encuentra sumergida en el pozo de la desesperación? ¿Piensas que los problemas de la vida son como un torbellino que vienen a derribar todo alrededor? Cuestionas constantemente a Dios sobre su presencia frente a las angustias y pruebas que se nos presentan en la vida. Esta es la historia de un hombre que en su carne pasó por el mismo infierno pero sin quemarse uno solo de sus cabellos. Esta historia verídica te brindará herramientas y fortaleza para ayudarte a cruzar a la otra orilla. Este libro está dedicado a toda persona que sufre por alguna razón. A aquella persona que se acaba de enterar que padece alguna enfermedad angustiosa y crónica. A aquellos padres y madres que sufren por sus hijos. A aquellos hijos que sufren por la ausencia de sus padres. A aquella mujer sola y desconsolada por la partida de su esposo o familiares. A aquel hombre abandonado junto con sus hijos. A aquel hombre de negocio que lo ha perdido todo y al parecer se quiebran sus sueños. A aquellos que buscando refugio en Dios han caído en las redes de inescrupulosos mercaderes de templos. A aquellos que viven en el triste exilio y no tienen amistades. A aquellos que padecen hambre y no encuentran amigos. A aquellos que piensan que no hay nada bueno reservado para ellos en esta tierra y piensan en partir y reducir sus días. A aquellos cristianos que por su fidelidad a Dios han sido perseguidos y afligidos por angustiadores. A aquellos jóvenes que han sido violados y disturbados en lo más profundo. A aquellos que derraman lágrimas en lo secreto. A aquel hombre o mujer que mora solitario sin ver una mano amiga. A aquellos que sienten que le faltan fuerzas para superar las dificultades de la vida. Recibe fuerzas, aliento y fe por medio de esta inspiradora lectura.

LLUVIA DE AMOR PARA EL ALMA SEDIENTA –DINO ALREICH

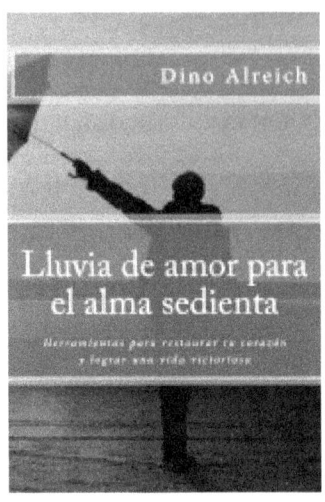

La única manera en la que el hombre podrá alcanzar todas sus metas sociales y espirituales es si descubre el secreto del amor de Dios y permite que sea expresado hacia sus semejantes. Este es un libro práctico que nos abre el corazón de Dios a la luz de la Sagrada Biblia en un estudio profundo y minucioso. De la misma forma expone el corazón humano bajo la lupa del Creador. Este libro es una herramienta cuyo propósito es transformar vidas por medio de la Palabra de Dios. El lector descubrirá los secretos de amar y el significado de una vida en libertad. Un libro para esta generación y para la venidera.

EL ÁNGEL, LA LUNA Y LA PALOMA – DINO ALREICH

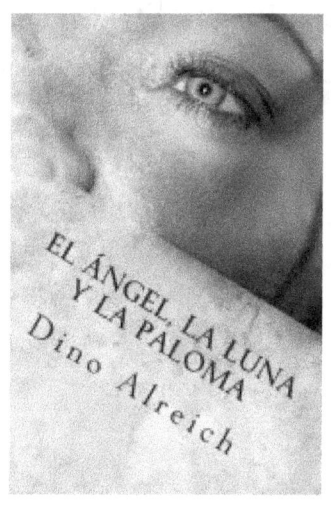

La más hermosa historia de amor jamás contada. Un amor que excede toda razón y pensamiento. Una odisea sin igual de una reina en búsqueda de su amado. De cómo venció todos los peligros del camino hasta llegar a él. Un camino que estuvo lleno de aventuras, milagros y secretos que hacen de esta historia una única y especial. Ella estuvo dispuesta a enfrentar a todos los enemigos del malvado rey León con tal de alcanzar a aquel a quien amaba su alma. Dios mismo simbolizado en el rey, y el lector siendo parte de la amada. Una historia que transmite el amor de Dios en cada página. Una historia trepidante que no te dejará indiferente. Basado en el Cantar de los Cantares del rey Salomón. Esta es la historia más sublime contada por un padre a sus hijos.

MAYAS: EL CICLO DESCONOCIDO – DINO ALREICH

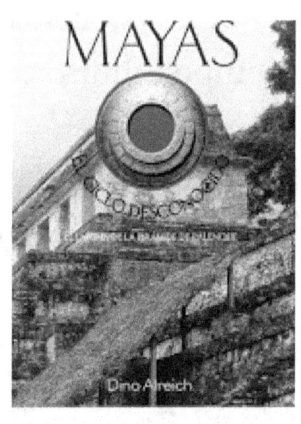

El libro explora de forma elegante el mundo arqueológico maya y nos adentra en el suspenso de las profecías apocalípticas. Basado en hechos reales y en una extensa documentación el autor recrea en la ficción la hipótesis de las predicciones mayas como eje de cambios planetarios venideros. Dos protagonistas desgranarán los misterios proféticos mayas: el Doctor Eugene Smith, un prestigioso arqueólogo y el fotógrafo Jacob Burke. Ambos coincidirán en un viaje desde Estados Unidos hacia México con el fin de explorar el mundo maya. Juntos encontrarán en Chiapas el Templo de las Inscripciones, el sarcófago del Gran Pakal e iniciarán un periplo insospechado pero revelador sobre tiempos futuros.

NAZIS: MÁS ALLÁ DEL 2012 –DINO ALREICH

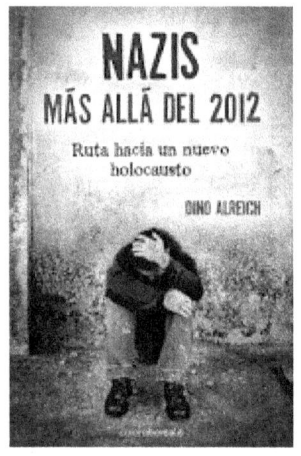

Los periodistas Daniel Godwin y Eli Salem reciben una enigmática llamada de Alexander Deike, un ex soldado de la Schutz-Staffel (SS) de Hitler. El misterioso anciano asegura tener un mensaje que el mundo debe conocer. Antes de desaparecer de forma misteriosa, Alexander Deike hace unas declaraciones donde revela los secretos más guardados de la potencia fascista cuya marioneta fueron los nazis. Alexander Deike identifica a las fuerzas y grupos de poder que actúan en la sombra manipulando a la sociedad y gobernando al mundo y cuyas raíces se pierden en el antiguo Egipto y en Babilonia. Estas revelaciones nos pone en alerta sobre lo que pudiera llegar a ser un nuevo holocausto. ¿Ficción o realidad? ¿Qué posible mensaje se encuentra codificado entre las páginas de este libro?

EL MISTERIO DEL REINO DE LOS CIELOS REVELADO (LAS PARÁBOLAS DE JESÚS EXPLICADAS) – TOMO I

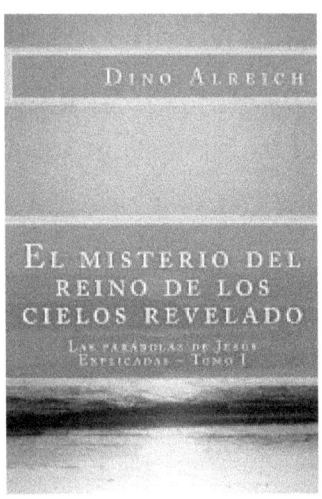

En este primer tomo, el autor aborda con maestría y profundidad temas teológicos o espirituales de las enseñanzas centrales y básicas de Jesucristo acerca del misterio del reino de los cielos. En este libro se nos presenta un cuadro práctico y ameno sobre los siguientes temas: *La parábola de los dos cimientos, La parábola del sembrador, La parábola del trigo y la cizaña, La*

parábola de la semilla de mostaza, La parábola del la levadura, La parábola del tesoro escondido, La parábola de la perla de gran precio, La parábola de la red, La parábola de los tesoros nuevos y viejos, La parábola de la oveja perdida, La parábola de los dos deudores, La parábola de los obreros de la viña, La parábola de los dos hijos... Este libro es el primero de una serie de estudios llenos de enseñanzas edificantes.

YO VI A DIOS ESCRIBIR EN EL CIELO UN ENIGMA SOBRE APOCALIPSIS

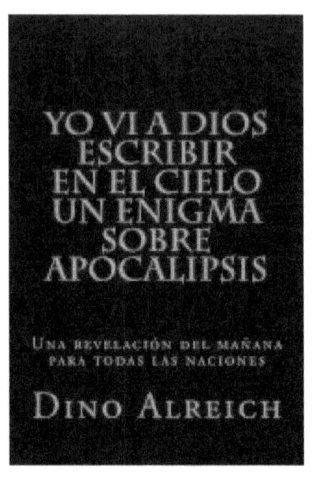

¿Existe la posibilidad de poder predecir con certeza y precisión lo que acontecerá el día de mañana? Este libro no solo lo confirma, sino que ilustra de forma minuciosa eventos trascendentales que han de tener lugar en el mundo en los tiempos que se aproximan. Cataclismos, terremotos, genocidio, fenómenos climatológicos, guerras, conspiraciones, reducción poblacional y hambre en toda la tierra; son solo algunos de los elementos que acompañan esta visión. Todo es parte de un panorama apocalíptico que fue revelado a un hombre hace más de dos mil años atrás. ¿Qué significado e implicaciones de impacto para nuestras vidas tiene el simbolismo apocalíptico de: los cuatro jinetes, las siete trompetas, las siete copas, los siete sellos, los diferentes ayes, y la intervención de los ángeles del juicio sobre el planeta tierra? ¿Estás preparado para afrontar el Apocalipsis? Este libro nos permite ponernos a prueba y descifrar cuan preparados o desprevenidos podemos estar en la hora más crucial del planeta tierra. Sin duda alguna, este libro es una herramienta para prepararnos para el tiempo que ya es inminente.

Para novedades, visita:

http://tumundodelibros.blogspot.com

www.ingramcontent.com/pod-product-compliance
Lightning Source LLC
Chambersburg PA
CBHW070900290526
45795CB00001B/182